La mucoviscidose

Histoire d'une aventure médicale et humaine

Médecine à travers les siècles

Collection dirigée par le Docteur Xavier Riaud

L'objectif de cette collection est de constituer « une histoire grand public » de la médecine ainsi que de ses acteurs plus ou moins connus, de l'Antiquité à nos jours.
Si elle se veut un hommage à ceux qui ont contribué au progrès de l'humanité, elle ne néglige pas pour autant les zones d'ombre ou les dérives de la science médicale.
C'est en ce sens que – conformément à ce que devrait être l'enseignement de l'histoire –, elle ambitionne une « vision globale » et non partielle ou partiale comme cela est trop souvent le cas.

Dernières parutions

Maître Antoine BOIREL, *Chirurgien de campagne sous le Roi-Soleil. Traité des playes de teste 1674*, présenté par Françoise Guillon-Metz, 2019.
Xavier RIAUD, *L'or dentaire des nazis*, 2019.
Isabelle CAVÉ, *Les accidents professionnels. Enjeux sociaux et médicaux de la loi du 10 avril 1898. Les préludes à la médecine du travail*, 2019.
Philippe SCHERPEREEL, *André Vésale et Ambroise Paré. Destins croisés d'un anatomiste et d'un chirurgien à la Renaissance*, 2019.
Mathilde LONGUEVILLE, *Art dentaire en Préhistoire. Etat des connaissances et reconstitution expérimentale*, 2019.
Morgane MORICE, *Reconstitutions faciales chez les momies égyptiennes*, 2019.
Gérard TERRIER, *Us et coutumes de la salle de garde*, 2019.
Xavier RIAUD, *Adn, dents et maladies*, 2019.
Philippe SCHERPEREEL, *Eugène-Louis Doyen. Chirurgien génial et scandaleux de la Belle Époque*, 2018.
Maxime COURNAULT, *Un ordre pour les chirurgiens-dentistes en France. 24 septembre 1945*, 2018.
Pierre AUBRY, avec la collaboration de Bernard-Alex GAÜZÈRE, *Jean et Charles-Guillaume Viguerie. La chirurgie toulousaine aux XVIII*[e] *et XIX*[e] *siècles*, 2018.

Georges Travert

La mucoviscidose

Histoire d'une aventure médicale et humaine

Préface du Professeur Isabelle Sermet-Gaudelus

L'Harmattan

5-7, rue de l'Ecole-Polytechnique, 75005 Paris
http://www.editions-harmattan.fr
ISBN : 978-2-343-18787-7
EAN : 9782343187877

A Toi, Josette

A tous les patients atteints de mucoviscidose

Préface

« Malheur à l'enfant qui laisse un goût salé lorsqu'on l'embrasse sur le front, on lui a jeté un sort et il en mourra bientôt ». C'est en 1606 que Alonzo y de Los Ruyzes de Fonteca, médecin espagnol à l'époque de l'Inquisition, décrit pour la première fois un patient atteint de mucoviscidose et rapporte l'anomalie fonctionnelle de la mucoviscidose la mieux connue à ce jour : le défaut de transport ionique à travers les membranes ayant pour conséquence la production d'une sueur anormalement salée. La découverte du gène *CFTR*, la mise au point de techniques d'électrophysiologie sophistiquées ont depuis lors vérifié cette première observation et permis de comprendre l'expression pléiotropique de la maladie.

Grâce au traitement symptomatique, l'espérance de vie à la naissance est passée de 7 ans en 1965 à plus de 50 ans. Mais c'est à une nouvelle révolution thérapeutique que nous assistons. L'anomalie protéique crée une cible thérapeutique qui peut désormais être corrigée. Il suffit en effet qu'une petite fraction de CFTR, à peine 10%, fonctionne correctement, pour améliorer la fonction épithéliale de façon significative et envisager un bénéfice clinique. Ces résultats suscitent un énorme espoir chez les patients car pour la première fois, la modification du mécanisme intime de la maladie se traduit par une amélioration clinique évidente. Cette « preuve de concept » magistrale ouvre des perspectives passionnantes et très encourageantes à l'heure où les politiques nationales de dépistage néonatal permettent une prise en charge très précoce de la maladie. On peut désormais envisager la mise en place de ces thérapies protéiques dès la naissance, voire *in utero* et court-circuiter ainsi les conséquences délétères des mutations. Une nouvelle ère s'ouvre désormais, dépassant les espérances les plus folles de chacun d'entre nous il y a 10 ans, celle où on peut espérer éviter l'expression clinique de la maladie et son pronostic mortel.

Le livre de Georges Travert retrace cette aventure passionnante, le combat d'hommes et de femmes, médecins et scientifiques au côté des malades. Il nous la fait vivre de l'intérieur car G Travert a lui-même été un des acteurs majeurs de la mise en place du dépistage en France. Il retrace pas à pas les étapes scientifiques, les combats et les victoires contre l'incrédulité, les verrous politiques, pour aboutir à ce qui constitue un progrès majeur : la possibilité de faire le diagnostic de la maladie dès la naissance, de mettre en route le traitement et peut-être très prochainement les thérapies ciblées.

Professeur Isabelle Sermet-Gaudelus
Institut Necker Enfants malades / INSERM U1151
Service de Pneumologie et Allergologie pédiatriques
Centre de Référence Maladies Rares :
Mucoviscidose et affections liées à CFTR

Avant-propos

Pourquoi donc vouloir écrire une histoire de la mucoviscidose ? N'est-ce pas une idée un peu morbide que de s'intéresser à cette pathologie grave et complexe qu'on décrivait encore sèchement, il n'y a pas si longtemps, comme la plus fréquente des maladies génétiques potentiellement mortelles dans les populations d'origine européenne ?

Mais, l'histoire d'une maladie, autrefois tragiquement fatale dès la petite enfance et qui devient de plus en plus aujourd'hui une pathologie de l'adulte – plus de la moitié des patients sont désormais adultes - est aussi une histoire des progrès et des hésitations de la médecine et, en cela, un peu une histoire de l'évolution de nos sociétés.

Par sa gravité et sa complexité, la mucoviscidose est aussi un immense sujet de curiosité scientifique et souvent d'intense passion pour celles et ceux qui sont amené(e)s à s'y intéresser, quel que soit l'angle, professionnel ou familial, sous lequel elles ou ils l'ont abordée.

Des siècles d'ignorance, où le sort des enfants était généralement peu enviable et où tout ce qui n'était pas compris s'expliquait par la sorcellerie, jusqu'aux premières descriptions médicales ; des médecins qui, faute de temps, d'outils et de connaissances, préféraient baisser les bras, jusqu'au développement lent d'une réflexion stratégique qui alimente l'organisation de la lutte ; de la prise de conscience des maladies rares jusqu'aux premiers progrès visibles ; de l'accélération des connaissances en électrophysiologie, en génétique, en biochimie des protéines jusqu'aux premières perspectives de traitements curatifs, l'histoire de la mucoviscidose est celle d'une marche de plus en plus rapide, presque une course aujourd'hui, vers l'espoir. C'est une aventure humaine avec, comme dans tant d'autres aventures déjà racontées, ses victimes, ses héros et des héros parmi ses victimes.

Chapitre 1 :
La mucoviscidose, la médecine et la société

Description des symptômes

Donner une description des expressions cliniques de la mucoviscidose n'est pas aussi simple qu'il pourrait paraître, car les symptômes (expression phénotypique) et leur évolution dans le temps sont très variables, que ce soit d'un malade à un autre ou selon les différentes époques. En effet, l'histoire naturelle de la mucoviscidose n'est pas la même pour tous les malades et la connaissance du profil génétique (génotype) ne permet pas de l'anticiper. C'est ainsi qu'au sein d'une fratrie, il n'est pas rare que des enfants, qui ont des génotypes identiques et vivent dans le même environnement familial, présentent des évolutions très différentes de leur maladie. De même, si ces symptômes, graves dans la plupart des cas, mais assez peu spécifiques, ont longtemps constitué autrefois le mode de présentation de la mucoviscidose, conduisant (ou pas…) à son diagnostic à des âges variables et trop souvent à des stades avancés de la maladie, ce n'est plus souvent le cas aujourd'hui avec le développement des programmes de dépistage néonatal systématique qui permettent d'établir un premier bilan clinique et biologique à un âge très précoce. La constatation des errances diagnostiques d'autrefois a d'ailleurs constitué l'un des arguments forts pour promouvoir la mise en place de ces programmes, seuls à même d'aboutir rapidement à un diagnostic et à une prise en charge de la plupart des malades seulement quelques semaines après leur naissance, c'est-à-dire à un stade où la maladie n'a pas encore créé de lésions pulmonaires irréversibles.

Ainsi, faute de pouvoir décrire une mucoviscidose et une seule, tant cette maladie est polymorphe dans ses expressions cliniques, ce qui suit présente un raccourci un peu « passe-partout » des principales manifestations attendues, mais pas forcément observées pour la totalité des malades, nourrissons, enfants et adultes.

Les principaux, mais non les seuls, organes atteints dans la mucoviscidose sont des organes à sécrétion exocrine[1], c'est-à-dire des organes ouverts sur l'extérieur : tube digestif, pancréas, poumons et glandes sudoripares. Dans la description classique la plus simple de ses principaux symptômes, description qui peut certes être considérée comme trop restrictive, la mucoviscidose est présentée comme une exocrinopathie généralisée, associant un signe biologique quasiment constant : l'augmentation de la concentration de plusieurs ions[2] dans la sueur, à deux types principaux d'expressions cliniques : digestives et pulmonaires.

Les manifestations digestives principales relèvent d'une double origine : pancréatique et intestinale.

La composante pancréatique est marquée par l'obstruction des canaux excréteurs par des sécrétions anormalement visqueuses car les protéines précipitent in utero dans les sécrétions anormalement acides au sein des canalicules pancréatiques. La rétention du suc pancréatique provoque des lésions qui évoluent progressivement vers la destruction des tissus du pancréas exocrine et leur remplacement par une fibrose[3] qui

---

[1] Sécrétion dirigée vers l'extérieur de l'organisme (peau, intestin, poumon…)

[2] Ion : atome ou groupe d'atomes porteur d'une ou plusieurs charges électriques. Les cations ont une charge positive (exemple : Sodium Na^+), les anions une charge négative (exemple : Chlorure Cl^-).

[3] Destruction substantielle des tissus aboutissant à leur perte de fonction. Synonyme : sclérose

donnera sa première dénomination à la maladie : fibrose kystique du pancréas. Ce processus de destruction débute le plus souvent pendant la vie fœtale et environ 85% des nouveau-nés atteints de mucoviscidose présentent une insuffisance pancréatique exocrine qui entraîne une malabsorption des graisses et des protéines et donc une carence nutritionnelle à la fois calorique et spécifique (vitamines liposolubles[4]). Cette composante pancréatique est la seule à pouvoir être associée assez étroitement au génotype : certaines mutations génétiques sont clairement liées à une insuffisance pancréatique exocrine, alors que d'autres s'accompagnent d'une fonction pancréatique préservée. Elle se constitue en principe pendant la 1re année de vie chez les nourrissons pour lesquels elle n'est pas détectée à la naissance.

La composante intestinale se caractérise par le ralentissement local du transit, pouvant aller jusqu'à l'occlusion, lié à l'incorporation d'un mucus anormalement abondant et visqueux. Ce phénomène est responsable, dans environ 10 à 15% des cas dès la naissance d'une grave occlusion intestinale : l'iléus méconial qui nécessite une intervention d'urgence. Chez l'enfant plus âgé, il est responsable de douleurs abdominales récurrentes et d'épisodes occlusifs.

Contrairement aux signes digestifs, les anomalies respiratoires ne sont pas décelables chez le nouveau-né. Les enfants atteints de mucoviscidose naissent avec des poumons normaux sur les plans anatomique, fonctionnel et radiologique. Cette précision est fondamentale et justifierait à elle seule l'importance d'une prise en charge médicale précoce. C'est donc en partie du contact avec son environnement que vont naître les troubles respiratoires. Très vite, l'accumulation d'un mucus bronchique mal

---

[4] Solubles dans les corps gras (lipides)

évacué va favoriser l'installation de bactéries pathogènes comme, en premier, *Haemophilus influenzae* et *Staphylococcus aureus*. L'arrivée du redoutable pathogène *Pseudomonas aeruginosa* (bacille pyocyanique) marque d'une pierre noire l'évolution de la maladie pulmonaire car il accélère l'évolution de l'atteinte pulmonaire. La colonisation bactérienne devient la règle et il s'installe un cercle vicieux inflammation – infection qui peut aboutir à la destruction de l'armature musculo-élastique des bronches. L'aboutissement de cette broncho-pneumopathie est une réduction irréversible du capital fonctionnel respiratoire. C'est très clairement la composante respiratoire qui détermine le pronostic vital de la mucoviscidose.

Une maladie rare

Selon le registre 2017 de l'association « Vaincre la mucoviscidose », on dénombre en France 7114 patient(e)s atteint(e)s de cette maladie. Ce chiffre, ramené à une population totale d'environ 67 millions de Français, représente une prévalence proche de 1 pour 10000 dans notre pays. A ce titre, la mucoviscidose est donc considérée comme une maladie rare, c'est-à-dire, par définition, une maladie qui touche moins d'une personne sur 2000.

La prévalence est un indicateur statique de fréquence qui est le rapport entre le nombre des malades enregistrés, à un instant donné, et l'effectif total de la population vivant sur le même territoire au même moment. La précision de cet indicateur statistique suppose à la fois une exhaustivité de l'inscription des malades dans un registre épidémiologique, dont on peut raisonnablement considérer qu'elle est proche de 100% aujourd'hui, et l'exactitude du diagnostic de mucoviscidose porté pour chacun d'entre eux. La mesure de la prévalence peut donc être entachée d'erreurs, aussi bien par sous-estimation, en cas de défaut d'inscription, d'absence (ou retard) de diagnostic, que par surestimation chaque fois qu'un diagnostic de mucoviscidose est porté à tort. De nos jours, ces risques sont faibles et force est de constater que la qualité des données épidémiologiques aujourd'hui disponibles est fondée sur une rigueur méthodologique qui faisait défaut au cours des décennies précédentes, périodes où les registres de patients n'existaient même pas.

Un autre indicateur de fréquence important est l'incidence, encore appelée prévalence à la naissance. Il s'agit cette fois d'un indicateur dynamique qui mesure le rapport entre le nombre de nouveaux cas et l'effectif total d'une nouvelle population apparue sur une période donnée. Le plus souvent, on détermine l'incidence d'une maladie congénitale[5] en faisant le rapport entre le nombre de nouveau-nés atteints et le total des naissances observées dans l'année civile de leur naissance sur le même territoire. Ainsi, pour la France, et en ne considérant que des ordres de grandeur, sur les près de 800000 naissances annuelles (en espérant que ce chiffre ne va pas continuer à diminuer…), environ 200 enfants vont se révéler atteints de mucoviscidose, soit une incidence d'environ un cas pour 4000 naissances. Là encore, la mesure de l'incidence peut être entachée d'erreurs, soit à la baisse par retard ou défaut de diagnostic ou d'inscription, soit à la hausse par des diagnostics injustifiés ou remis en cause plus tard.

A l'évidence, quelle que soit la maladie considérée, la prévalence ne peut être qu'inférieure ou égale à l'incidence. Quand elle se révèle très inférieure, comme c'est le cas pour la mucoviscidose selon les estimations chiffrées qui précèdent (1/10000 contre 1/4000), cela

---

[5] Présente dès la naissance. Terme différent de héréditaire

signifie clairement que cette maladie est suffisamment grave pour entraîner une mortalité précoce des malades. C'est bien malheureusement le cas ici et encore maintenant, même si des progrès spectaculaires et encourageants de l'espérance moyenne de vie sont actuellement observés, comme nous le verrons plus loin.

L'émergence de la question des maladies rares au sein des préoccupations de Santé publique des pays développés est récente, puisqu'elle remonte à la fin du 20e siècle. On répertorie aujourd'hui entre 6000 et 7000 maladies rares, dont 85% sont d'origine génétique et transmises selon des modes variables. Si chacune de ces maladies est rare, voire rarissime pour beaucoup d'entre elles, leur nombre considérable fait que les malades concernés par l'une d'elles sont nombreux, probablement plusieurs dizaines de milliers dans notre pays, sans qu'un chiffre précis puisse être avancé, tellement nous sommes encore dans un certain flou épidémiologique les concernant.

Pour la plupart de ces malades, leur handicap et les difficultés de leur vie quotidienne trouvent pour une part leur origine dans la rareté même de leur maladie. Car cette rareté est évidemment associée à un défaut de connaissances et d'expérience de la communauté médicale ; elle est associée aussi à un certain manque d'intérêt du secteur de la recherche scientifique, sans parler du secteur de l'industrie pharmaceutique qui, devant la rareté, n'a pas vu pendant longtemps de bonne raison économique à investir dans le développement de nouveaux médicaments. Pour toutes ces raisons, on a pu parler de maladies orphelines ; une orpheline étant une personne malheureuse qui n'a personne, en particulier, pour s'occuper d'elle et reste livrée à sa solitude et son désarroi.

Mais, avec la prise en compte des maladies rares dans les politiques de Santé publique des pays développés, avec aussi l'éveil de l'opinion publique au travers d'opérations médiatiques destinées à informer et recueillir des fonds pour financer la recherche et améliorer le quotidien des malades, ce sombre tableau s'éclaircit progressivement et d'incontestables progrès ont déjà été accomplis et vont se poursuivre, qui n'ont pu commencer que par la prise de conscience des problèmes : développement des registres épidémiologiques, création de centres de compétences et de référence à même de proposer un circuit médical optimisé pour chaque patient, formation des personnels médicaux de ces centres, rassemblement des patients et de leurs familles et proches au sein d'associations dotées de Conseils Scientifiques, développement de projets de recherche publique et privée, etc.

La mucoviscidose, maladie génétique rare, grave et complexe, et les malades qui en souffrent, auxquels la plupart des remarques qui précèdent s'appliquent ou se sont appliquées dans le passé, profitent aujourd'hui de ces avancées porteuses d'espoir.

Une question mérite cependant d'être posée à ce moment important où se développe enfin une approche scientifique, médicale et sociale positive sur les maladies rares en général et la mucoviscidose en particulier : pourquoi toutes ces maladies, pour la plupart très anciennes, sont-elles restées si longtemps dans l'ombre, voire totalement invisibles ?

L'émergence des maladies rares

Certes, leur rareté constitue en soi, par le défaut de connaissances et d'expertise qui lui est associé, un élément de réponse digne d'intérêt. Mais celui-ci ne représente qu'une petite partie d'un vaste ensemble explicatif aussi complexe que l'histoire de nos sociétés depuis les temps modernes, où se mêlent l'histoire des sciences et de la médecine, celle de l'évolution des principaux paramètres démographiques, l'amélioration des conditions de vie de la population. Il faut peut-être surtout y ajouter les changements intervenus, au fil des époques, dans la mentalité des adultes qui, en principe, dirigent la société et donc décident ce qu'ils veulent et peuvent, quant à leur souci du bien-être et de la vie des enfants qui, eux, ne peuvent que subir leur sort.

De fait, même au Siècle des lumières, le ressenti des adultes pour les enfants est plus proche de l'indifférence que de l'amour et du sens de la responsabilité ; même s'il faut souligner l'exception notable de Jean-Jacques Rousseau : « Y a-t-il au monde un être plus faible, plus misérable, plus à la merci de tout ce qui l'environne, qui ait si grand besoin de pitié qu'un enfant ? Ne semble-t-il pas qu'il ne montre une figure si douce et un air si touchant, qu'afin que tout ce qui l'approche s'intéresse à sa faiblesse et s'empresse à le secourir ? » (Emile, 1762).

Ce faible souci du sort des enfants, qui peut aujourd'hui nous paraître étonnant, voire inadmissible et scandaleux, s'inscrit dans un contexte de banalisation, voire de résignation, face à une mortalité infantile absolument effrayante. Ainsi, au milieu du 18e siècle, 30% des enfants décèdent avant d'atteindre leur premier anniversaire et, au début du 20e siècle, cette proportion est encore de 15%. Comme souvent, le fort taux de mortalité infantile est associé à un taux de natalité très élevé ; encore comme dans une forme de résignation populaire face au gaspillage des jeunes vies humaines, l'enfant meurt tout petit, on le remplace. De plus, la mort d'un enfant, aujourd'hui considérée comme anormale et insupportable dans un contexte démographique et social fort heureusement complètement différent, est alors d'autant plus facile à accepter que l'espérance moyenne de vie de l'ensemble de la population est particulièrement faible, pour une part en raison des infanticides et des famines : 25 ans au milieu du règne de Louis XV (1740) et seulement le double 160 ans plus tard, au début du 20e siècle.

En l'absence de toute possibilité de traitement médical, les maladies infectieuses font des ravages, les grandes épidémies déciment régulièrement les populations européennes, adultes et enfants, y compris jusque dans la première moitié du 20e siècle (grippe espagnole, tuberculose...). Même la grande canicule de l'été 1911 provoque un brutal surcroît de mortalité infantile. Les grands conflits armés, des guerres napoléoniennes à la Seconde Guerre mondiale, ajoutent leur lot de morts précoces sans épargner les enfants. Ceux-ci sont d'abord des victimes indirectes de la dégradation générale des conditions de vie qu'une guerre provoque toujours au sein des populations fragiles. Puis, plus nous nous rapprochons de notre époque, plus les enfants deviennent des victimes directes, car les conflits armés font davantage de victimes civiles de tous âges. C'est particulièrement le cas de la Seconde Guerre mondiale. Chaque grand conflit sur le territoire européen s'accompagne ainsi immanquablement d'une augmentation de la mortalité infantile.

Au milieu de ce sombre tableau, il n'y a donc rien d'étonnant à ce que les maladies rares n'apparaissent pas ; elles apparaissent d'autant moins que la plupart d'entre elles n'ont pas encore été identifiées. Ce sera le cas de la mucoviscidose jusqu'à la veille de la Seconde Guerre mondiale.

Mais ce noir paysage va lentement se dégager : de 10% encore au début des années 1920, la mortalité infantile tombe à 5% à celui des années 1950. Probablement en raison des progrès de la médecine, de l'avènement de la pédiatrie, de la néonatalogie et de l'amélioration des conditions de vie et d'hygiène, elle atteint le seuil symbolique de 1% à la fin des années 1970, essentiellement du fait de la prise en charge des maladies infectieuses et des vaccinations. A partir de ce stade, l'échelle a pu changer et le taux de mortalité infantile être exprimé en nombre de décès avant un an pour mille naissances vivantes ; il est aujourd'hui d'environ 3,5 pour 1000. Ainsi, pour résumer, et non sans une certaine brutalité arithmétique, il est possible de constater que pour cent enfants qui mouraient avant l'âge d'un an sous le règne de Louis XV, il n'y en a plus qu'un aujourd'hui. Mais il est tout à fait légitime et même souhaitable de penser que c'est encore trop…

Cependant, le changement d'échelle n'a rien d'anodin car, avec un seuil de prévalence de 1/2000, donc du même ordre de grandeur que le taux de mortalité infantile pris ici comme repère chiffré, les maladies rares ne sont désormais plus invisibles et vont ainsi logiquement apparaître les unes après les autres dans le contexte de la Santé publique, notamment la mucoviscidose qui est l'une des plus fréquentes et des plus graves parmi les maladies rares.

La mucoviscidose dans la conscience populaire : le goût salé

La mucoviscidose est présente depuis très longtemps dans la conscience populaire. Avec le recul et l'aide des connaissances acquises au 20e siècle, on peut apercevoir la trace de cette maladie dans un adage datant de la fin du Moyen-âge retrouvé en Europe centrale et du Nord : « Malheur à l'enfant chez qui un baiser sur le front a un goût salé. Il est ensorcelé et doit mourir bientôt ». Un médecin espagnol écrit en 1606 : « Les doigts passés sur le front des enfants ensorcelés ont un goût salé ». Il est probable que la première description médicale de la mucoviscidose soit un rapport d'autopsie, pratiquée aux Pays-Bas en 1595 sur une fillette de 11 ans, chétive et supposée ensorcelée, qui mentionne un pancréas élargi, blanc et dur.

Ces traces historiques sont marquées par deux éléments forts ; le premier est qu'à cette époque très éloignée, la sorcellerie est communément invoquée et bien commode pour évacuer d'un revers de la main toutes les nombreuses pathologies qu'on ne sait ni reconnaître ni expliquer. Le second est le « goût salé » qui, quoi qu'on en pense, constitue la première évocation d'un diagnostic de la mucoviscidose. Diagnostic certes rudimentaire, subjectif parce que sensoriel, mais qui annonce bien à l'avance le diagnostic biologique qui ne sera découvert qu'au 20e siècle : le test de la sueur. Mais il annonce encore bien davantage, car le goût salé, c'est celui du vulgaire sel de cuisine de notre alimentation, c'est-à-dire, pour les chimistes, celui du chlorure de sodium (NaCl) en solution dans l'eau où il se présente comme le mélange en proportions égales des deux ions Na^+ et Cl^-, toujours entourés d'une couronne de molécules d'eau (H_2O). Or, les découvertes du 20e siècle nous apprendront que l'anomalie primitive dans la mucoviscidose est un défaut de transport, au travers des membranes cellulaires, des ions chlorure (Cl^-), sodium (Na^+) et de l'eau. Le vieil adage du « goût salé » pointait donc déjà le défaut primaire de la mucoviscidose qu'il allait falloir attendre longtemps pour découvrir, comprendre et tenter de corriger. C'était trop tôt car la science médicale était encore à créer.

Biologie, médecine et pédiatrie

Le chemin va sembler bien long pour passer d'un corps médical, si bien raillé par Molière au 17e siècle, dominé par le charlatanisme et les affirmations dogmatiques, à une médecine moderne qui s'est lentement construite sur l'acquisition de connaissances scientifiques solides qui doivent beaucoup au développement des technologies.

Un premier virage s'amorce au 17e siècle et se poursuivra au siècle suivant ; il s'agit du parti pris de l'observation et de l'expérimentation face au dogmatisme et au conservatisme qui dominaient précédemment. Un bref énoncé de la suite chronologique des principales découvertes en biologie et médecine suffit à lui seul pour comprendre pourquoi, dans les temps anciens, il n'était même pas envisageable de lutter contre des maladies complexes, voire même contre les maladies en général, longtemps considérées, dans un contexte mêlant ignorance et résignation, comme des punitions venues du Ciel.

Si le pouvoir grossissant de certaines lentilles est connu depuis l'Antiquité, ce n'est qu'au 17e siècle qu'elles vont donner naissance à la lunette astronomique (Galilée), puis au microscope qui permet de voir l'invisible jusqu'alors insoupçonné. On attribue à l'anglais Robert Hooke (1635-1703) la paternité du mot « cellule ». Sans formation médicale, mais inlassablement curieux et doué d'un rare savoir-faire du polissage des lentilles, le drapier hollandais Antonie Van Leeuwenhoek (1632-1723) communique à la Royal Society de Londres des dessins d'observations microscopiques : bactéries, protozoaires[6], globules rouges, fibres musculaires et spermatozoïdes. L'italien Marcello Malpighi (1628-1694) invente l'histologie : sciences des tissus vivants, et décrit en 1661 le réseau sanguin capillaire, complétant ainsi la description de la circulation sanguine de William Harvey (1578-1657).

Les grandes fonctions physiologiques des organismes vivants, digestion, respiration, circulation sanguine, système nerveux... commencent à être élucidées au 18e siècle. L'expérimentation et l'observation biologique et

[6] Êtres unicellulaires pourvus d'un noyau, contrairement aux bactéries

médicale sont marquées par l'apport des techniques et mesures physiques et des analyses chimiques. L'auscultation thoracique par percussion est préconisée dès 1761 et sera perfectionnée et développée plus tard par les Français Jean Corvisart (1755-1821) et René Laënnec (1781-1826).

Le 18e siècle est aussi marqué par les premières grandes victoires thérapeutiques : la vaccination contre la variole, redoutable fléau qui a fait 60 millions de morts en un siècle, et le traitement du scorbut par l'absorption de citron, sur une formidable intuition de l'écossais James Lind (1716-1794), près de 200 ans avant la découverte de la vitamine C.

A l'aube du 19e siècle, les découvertes fondamentales des décennies à venir (théorie cellulaire, théorie de l'évolution, lois de l'hérédité, origine microbienne des maladies infectieuses) sont déjà dans les esprits.

Sous l'impulsion notamment de Claude Bernard (1813-1878), la physiologie expérimentale s'affirme au cours de la première moitié du 19e siècle et fait apparaître les notions de déterminisme physico-chimique et de régulation du milieu intérieur. De nouveaux mots apparaissent dans le vocabulaire de la biologie médicale : protéine (1838), hémoglobine (1864), enzyme et microbe (1878), neurone (1891), etc. Justus von Liebig (1803-1873) invente la biochimie, chimie du vivant. La molécule d'urée est synthétisée en laboratoire en 1828. L'absence de génération spontanée est scientifiquement démontrée par le chimiste Louis Pasteur (1822-1895) au terme d'expériences menées de 1860 à 1864. Les principales bactéries pathogènes sont identifiées à partir de 1875, notamment le bacille de la tuberculose en 1882 par Robert Koch (1843-1910).

Cette énumération très incomplète des avancées et découvertes, du 17e au 19e siècle, est aussi celle des prérequis indispensables au développement d'une médecine moderne qui soit en mesure de s'attaquer efficacement à des pathologies graves et fréquentes qui décimaient les populations occidentales au cours de cette longue période de notre histoire.

Bien d'autres avancées seront indispensables pour tenter, non sans difficulté, d'éradiquer ces maladies au 20e siècle qui va constituer une période remarquable de l'histoire des sciences non seulement par le développement rapide et spectaculaire des connaissances en biologie, mais aussi par l'apparition de moyens thérapeutiques de plus en plus efficaces, par une profonde réorganisation de la médecine qui va aller de pair avec la mise en application d'une nouvelle pratique médicale étroitement liée au monde de la recherche.

Dans le même esprit, c'est-à-dire tant sur l'acquisition de nouvelles connaissances fondamentales que sur le plan des outils thérapeutiques et celui de l'organisation médicale, d'autres progrès vont être à faire pour étudier et combattre des maladies rares, graves et complexes comme la mucoviscidose. Cela va être l'aventure vécue au 20e siècle après de timides débuts au siècle précédent.

Une nouvelle spécialité médicale, la pédiatrie, va apparaître autour de la prise de conscience progressive des spécificités de l'enfant et du phénomène encore mal connu que constitue son développement. Un évènement fondateur intervient en 1802 avec la création à Paris de l'hôpital des Enfants malades, premier du genre au monde, devenu aujourd'hui l'hôpital Necker-Enfants malades. Au cours des décennies suivantes, plusieurs capitales ou grandes villes européennes vont se doter également d'hôpitaux pour les enfants malades.

Avant la création de ces établissements spécifiques, les enfants malades étaient accueillis au milieu de la misère et des maladies des adultes, et mouraient bien plus souvent des infections qu'ils contractaient à l'hôpital que de la maladie pour laquelle ils y avaient été admis.

Encore à la fin du 19e siècle, les médecins qui s'intéressent aux spécificités de l'enfant malade sont peu nombreux. Armand Trousseau (1801-1867) et, quelques années après lui, Antoine Marfan (1858-1942) en font partie. Le mot « pédiatrie » apparaît en 1872 et, en 1875, Madeleine Brès, la première femme française Docteur en médecine est aussi la première pédiatre, bien que le mot « pédiatre » ne figure au dictionnaire Larousse qu'à partir de 1907.

La pédiatrie moderne va naître au début du 20e siècle sous l'influence des enseignements de Louis Pasteur (1822-1895) et l'impulsion décisive de Robert Debré (1882-1978). Ce n'est certainement pas un hasard si Robert Debré a commencé sa prodigieuse carrière comme microbiologiste. Au début des années 1920, il se sent irrésistiblement attiré par la pédiatrie naissante, bien qu'elle soit encore loin d'être complètement reconnue comme une spécialité médicale à part entière, car il estime qu'il faut totalement repenser la médecine des nourrissons et des enfants. Cette ambition au service d'une grande œuvre fera de Robert Debré le fondateur reconnu de la pédiatrie française et européenne.

Progressivement, on cesse de voir le corps de l'enfant comme la simple réduction de celui d'un adulte, on enseigne la physiologie du développement, on crée des hôpitaux pédiatriques ou des services de médecine infantile. Les maladies du jeune âge sont prises pour des pathologies à part et la pédiatrie, non sans mal, s'affirme comme une spécialité médicale.

Mais l'œuvre de Robert Debré va largement déborder du secteur de la pédiatrie. Comme principal inspirateur de l'ordonnance du 30 décembre 1958, relative à la création des Centres hospitaliers et universitaires, à la réforme de l'enseignement médical et au développement de la recherche médicale, il va contribuer à replacer la médecine française dans le concert international des grandes nations, créant ainsi les conditions pour que celle-ci soit capable de relever les grands défis qui s'annoncent, parmi lesquels figure la prise en compte des maladies rares en général et de la mucoviscidose en particulier.

Certes, on pourrait remarquer que Robert Debré a déjà 76 ans en 1958, mais cela ne ferait que souligner sa lucidité et son obstination, car il avait déjà soumis son projet en 1944 au gouvernement provisoire de la République française à Alger.

Au début de la seconde moitié du 20e siècle, la communauté scientifique et médicale, française et internationale, paraît mieux armée et enfin presque capable de s'intéresser efficacement au problème complexe de la mucoviscidose. Mais le chemin sera long et chaotique avec encore de nombreuses étapes à franchir, dont la toute première est indispensable : identifier et reconnaître cette maladie.

Chapitre 2 : Identification, caractère génétique et diagnostic biologique

Reconnaissance d'une maladie

Au début du 20e siècle, sont décrites plusieurs familles au sein desquelles plusieurs enfants présentent une diarrhée graisseuse et nauséabonde et meurent très jeunes d'infection pulmonaire. Ces premières descriptions se focalisent surtout sur les problèmes digestifs et pancréatiques, bien que les problèmes broncho-pulmonaires y soient également mentionnés. Elles sont reliées à tort à une forme de maladie cœliaque[7] et cette erreur persistera pendant plusieurs années.

Ce n'est qu'en 1936, dans une thèse de médecine soutenue à Zurich, sous la direction du pédiatre suisse germanophone Guido Fanconi (1892-1979) et consacrée à l'étude d'enfants supposés atteints de maladie cœliaque, que figure la première description scientifique de la maladie qui est alors appelée « fibrose kystique du pancréas avec bronchectasie[8] ». En 1938, la pédiatre et pathologiste américaine Dorothy Hansine Andersen (1901-1963) du Babies' Hospital de New York en fait une entité pathologique individualisée, après avoir décrit ses caractéristiques cliniques et histologiques principales dont, notamment, les problèmes pulmonaires, les manifestations digestives et les lésions anatomiques particulières du pancréas [1]. Elle retient le terme de « fibrose kystique du

[7] Intolérance au gluten
[8] Dilatation des bronches

pancréas » (Cystic Fibrosis of the Pancreas) qui a le défaut d'occulter la composante pulmonaire. De plus, elle attribue à tort cette maladie nouvellement décrite à une carence en vitamine A. Il faudra attendre quelques années pour que le déficit en cette vitamine liposoluble, soit compris comme l'une des conséquences de la maladie et non sa cause.

La communauté médicale anglophone adopte immédiatement cette dénomination proposée par DH Andersen, qui deviendra très vite encore plus restrictive sous le terme « Cystic Fibrosis » (CF) qui reste le plus utilisé et est compris partout dans le monde aujourd'hui.

C'est pourtant le pédiatre américain Sydney Farber (1903-1973) qui, en 1943, proposera le terme de « mucoviscidosis », qui donnera « mucoviscidose » en français, en référence aux mots « mucus » et « visqueux », et possède le mérite, contrairement à la dénomination de DH Andersen uniquement centrée sur le pancréas, de souligner l'atteinte multi-organes qui affecte les sécrétions pulmonaires et intestinales notamment, mais pas exclusivement. Cette référence n'est plus guère utilisée aujourd'hui qu'en France et dans les pays germanophones, même si la communauté médicale et scientifique française, qui, il est vrai, se doit de publier en anglais, emploie facilement « CF » ou, parce que la manie des abréviations est décidément irrépressible, parle volontiers des patients « mucos ».

Transmission génétique

Face à l'observation fréquente de plusieurs cas dans la même fratrie et au fait que la mucoviscidose frappe les filles et les garçons dans des proportions égales, DH Andersen et RC Hodges suggèrent en 1946 le caractère génétique de la maladie avec un mode de transmission autosomique[9] récessif [2]. A cette époque, on ignore évidemment, et pour encore longtemps, la nature du gène impliqué dans la mucoviscidose mais on sait que chaque personne possède deux copies de chacun de ses gènes. Soit ces deux copies sont normales (wild type) et on a affaire à un sujet sain ; soit une seule des deux copies comporte une mutation, on parle dans ce cas de porteur sain[10] car la copie normale suffit pour ne pas développer la maladie (c'est ce qu'indique le caractère récessif) ; soit les deux copies sont anormales et, dans ce cas, le sujet développera tout ou partie des symptômes de la maladie. Les deux copies mutées peuvent alors soit porter la même mutation[11] malade, soit deux mutations différentes[12].

Chaque fois qu'une femme et un homme, tous les deux hétérozygotes sains, conçoivent un enfant, celui-ci a des probabilités égales à 1/2 (50%) de recevoir de sa mère soit le gène muté, soit le gène normal. Comme il en est de même pour le patrimoine génétique que lui transmet son père, le futur enfant a donc une probabilité $1/4 = (1/2)^2 =$ 25% de recevoir deux copies mutées et d'exprimer la maladie, une probabilité égale de recevoir les deux copies normales et, enfin, une chance sur deux d'être un porteur sain, non malade mais potentiel transmetteur de la mutation à sa propre future descendance, selon qu'il aura reçu le gène muté de sa mère et le gène normal de son père ou inversement.

La compréhension de ce mécanisme de transmission héréditaire permet de relier simplement l'incidence de la mucoviscidose, ou de toute autre maladie génétique transmise sur le même mode, à la fréquence des porteurs

---

[9] Autosome : n'importe quel chromosome, à l'exception des chromosomes sexuels X et Y

[10] Hétérozygote sain

[11] Homozygote malade

[12] Hétérozygote composite malade

sains dans la population générale. En effet, si on appelle p la fréquence des porteurs sains, identique chez les femmes et les hommes, dans la population générale d'une zone géographique donnée, la probabilité de formation d'un couple entre deux hétérozygotes sains est $p \times p = p^2$. Comme le risque que chaque grossesse donne naissance à un enfant malade est de 1/4 (25%), l'incidence de la maladie dans cette population sera égale à $p^2/4$.

Si nous prenons l'exemple de la France où l'incidence observée de la mucoviscidose est d'environ un cas pour 4000 naissances, un calcul simple montre que la fréquence des porteurs sains est de 3,16% (un individu sur 32). Ramenée à une population totale d'environ 67 millions d'habitants, elle signifie que plus de 2 millions de personnes vivant dans notre pays sont porteuses d'une mutation sur le gène impliqué dans la mucoviscidose. Bien entendu, l'immense majorité d'entre elles ne le saura jamais. A l'exception, évidemment, de celles qui se trouveront confrontées à l'apparition d'un ou plusieurs cas de mucoviscidose au sein de leur famille.

Dans des départements français où l'incidence de la mucoviscidose est supérieure à la moyenne nationale, comme le Finistère ou la Seine-Maritime, avec environ un cas pour 3000 naissances, le même calcul indique que la fréquence des porteurs sains y est au moins de 3,6% (un individu sur 28).

La situation en 1945

A l'issue de la Seconde Guerre mondiale, la situation sur le front de la mucoviscidose n'est pas brillante. Certes, la maladie est désormais identifiée mais elle reste peu et mal connue, son mode de transmission héréditaire est bien établi mais il n'y a pas encore de diagnostic biologique disponible, alors que le diagnostic clinique reste difficile sauf à un stade très avancé de l'évolution de la maladie, c'est-à-dire trop tardivement dans la plupart des cas. Les pédiatres qui s'intéressent à la mucoviscidose sont rares et ils n'ont ni le temps, ni les moyens thérapeutiques, ni une stratégie fondée sur des connaissances scientifiques bien étayées pour pouvoir mener une lutte efficace. L'antibiothérapie à visée pulmonaire n'existe quasiment pas, car même si la pénicilline a été découverte dès 1928 par Alexander Fleming, sa production reste insuffisante en 1945 et les rares stocks disponibles sont prioritairement réservés aux besoins de l'armée des USA.

Dans l'Europe dévastée entre 1939 et 1945, la tuberculose infantile continue à faire des ravages, reléguant bien loin à l'arrière-plan des préoccupations de Santé les dégâts provoqués par les infections pulmonaires chroniques dans la mucoviscidose. La vaccination par le BCG[13], pourtant mis au point dès 1921, a encore du mal à trouver sa place, notamment en raison des forts doutes émis par la communauté médicale d'outre-Atlantique sur son efficacité et elle ne deviendra obligatoire en France qu'à partir de 1950.

Dans ce contexte général très sombre, les enfants atteints de mucoviscidose qui naissent au cours du « baby-boom » de 1946 ont une espérance moyenne de vie qui reste inférieure à trois ans.

Le diagnostic biologique

A la suite de sa description princeps de la fibrose kystique du pancréas, DH Andersen a mis au point avec son équipe un test de diagnostic biologique reposant sur l'analyse du contenu enzymatique du liquide duodénal[14].

---

[13] Vaccin bilié de Calmette et Guérin

[14] Duodénum : portion initiale de l'intestin grêle qui suit l'estomac et où se déversent les enzymes pancréatiques

Cependant la difficulté et le caractère très invasif du prélèvement nécessaire rendent ce test peu applicable chez l'enfant en cas de suspicion de mucoviscidose.

Au cours de la canicule qui s'abat sur New York à l'été 1948, le pédiatre Paul di Sant'Agnese (1914-2005) voit arriver à sa consultation de nombreux jeunes patients atteints de mucoviscidose qui sont déshydratés, dans un état de prostration et dont certains présentent des signes de confusion mentale. Probablement très bon connaisseur de la physico-chimie du milieu intérieur[15], il pose le diagnostic de déshydratation extracellulaire hypotonique[16] qu'il explique à la fois par une perte d'eau accrue en raison de la sudation importante due aux fortes chaleurs, mais surtout par une perte d'ions excessive (perte de sel), aboutissant à un syndrome de pseudoBartter (hyponatrémie[17], hyperkaliémie[18]). Parmi les conséquences de cette situation, le gonflement des cellules par rentrée d'eau (hyperhydratation intra-cellulaire) explique pour une part les signes de confusion mentale.

Les principaux ions de l'organisme sont, par ordre d'importance quantitative décroissante, le cation sodium Na^+, les anions chlorure Cl^- et bicarbonate HCO_3^- et le cation potassium K^+. Suivant la logique de son diagnostic, Paul di Sant'Agnese décide de mesurer la composition ionique de la sueur chez ses patients atteints de mucoviscidose et, pour comparaison, chez des sujets normaux. Il constate alors, chez ses patients par rapport aux sujets témoins, une forte augmentation de la concentration[19] sudorale des ions Cl^- et Na^+ et à un moindre degré de l'ion K^+. De plus, dans la sueur des

[15] Equilibre hydro-électrolytique ou hydro-ionique
[16] Trop pauvre en sels
[17] Défaut de sodium dans le sang
[18] Excès de potassium dans le sang
[19] Quantité par unité de volume

sujets atteints de mucoviscidose, Cl^- est plus abondant que Na^+, contrairement à ce qui s'observe chez les sujets sains. Ces anomalies ioniques sont décrites en 1953 [3] : le test de la sueur est né et la mesure de la concentration sudorale de l'ion Cl^- reste encore aujourd'hui le critère du diagnostic biologique de la mucoviscidose.

Pendant ses premières années d'utilisation, la principale difficulté pratique du test réside dans le recueil d'une quantité suffisante de sueur, notamment chez le très jeune enfant. La manière un peu brutale utilisée consiste alors à réchauffer le petit patient, par exemple en l'enveloppant étroitement dans d'épaisses couvertures. Cette méthode très inconfortable et potentiellement dangereuse sera progressivement supplantée, à partir de 1959, par une technique de stimulation électrochimique de la sudation[20].

Avec l'avènement du test de la sueur, on retrouve évidemment le rôle central du sel dans la mucoviscidose que pouvait faire présager l'ancien adage évoquant le malheur attendu en cas de goût salé du baiser sur le front de l'enfant. Il faudra cependant attendre encore 30 ans pour comprendre le mécanisme qui conduit à ces anomalies de composition ionique, et encore un peu plus pour relier logiquement les anomalies génétiques qui sont à l'origine de la mucoviscidose au rôle central joué par l'anion chlorure Cl^- dans cette maladie.

Naissance de la génétique moléculaire

C'est également en 1953 qu'est publiée dans la revue Nature par James Watson et Francis Crick (1916-2004) la désormais célèbre structure en double hélice de la molécule d'acide désoxyribonucléique (ADN), support de l'hérédité. Né en 1928, James Watson n'a donc que 25 ans

---

[20] Iontophorèse à la pilocarpine

au moment de cette découverte cruciale. En 1962, il se verra décerner le Prix Nobel de physiologie ou médecine, en compagnie de Francis Crick et Maurice Wilkins (1916-2004), pour cette avancée scientifique remarquable. Mais cette prestigieuse récompense va laisser de côté la contribution déterminante d'une femme à cette découverte : Rosalind Franklin (1920-1958), cet « oubli » n'étant pas seulement dû à la tradition qui veut que le Prix Nobel ne puisse pas être attribué à titre posthume.

Issue d'une famille juive londonienne, Rosalind Franklin est une physico-chimiste brillante, cristallographe spécialiste à la fois de la microstructure des différentes formes de carbone, de celle des virus et de l'étude de l'ADN. Parfaitement francophone, elle s'initie à la diffractométrie aux rayons X[21], à Paris entre 1947 et 1951. C'est avec cette technique que, de retour au King's College de Londres, elle se consacre à l'étude de l'ADN avec son collègue Maurice Wilkins, avant de se brouiller avec lui. Elle réalise des clichés de l'ADN qui permettront de caractériser sa structure en double hélice, mais, par l'intermédiaire de Maurice Wilkins qui a accepté de collaborer avec Watson et Crick, ses résultats seront détournés et utilisés à son insu. Elle décède à 38 ans des suites d'un cancer de l'ovaire, probablement radio-induit par l'exposition aux rayons X. Le rôle déterminant de Rosalind Franklin dans la découverte de la structure moléculaire de l'ADN ne sera reconnu que beaucoup plus tard, d'autant que Watson, tout auréolé du prestige du Nobel, mais misogyne et antisémite, s'emploiera toujours à minimiser le rôle de Rosalind Franklin, se permettant même de dresser publiquement de cette femme un portrait peu flatteur qui sera cependant dénoncé par Francis Crick.

[21] Méthode d'étude des structures cristallines

La connaissance de la structure de l'ADN permet alors seulement de savoir que le patrimoine génétique est écrit en partant d'un alphabet de quatre lettres, chimiquement appelées « bases » : A, T, C et G, pour, respectivement, Adénine, Thymine, Cytosine et Guanine. La cohésion de la structure en double hélice est assurée par des liaisons faibles et réversibles qui interviennent exclusivement entre le A d'une hélice et le T de l'autre ou, de la même façon, entre C et G. Ainsi, un A fait toujours face à un T et un C à un G. Chaque hélice est donc parfaitement complémentaire de l'autre, ce qui permet notamment de comprendre le mécanisme de la réplication de l'ADN.

Toutefois, si on sait que le message génétique est bien contenu dans l'ordre d'enchaînement des paires de bases AT et CG, il se présente encore en 1953 comme un mystérieux message codé dont la signification échappe totalement et qui reste donc à déchiffrer. Ce sera le long et patient travail de décryptage du code génétique, auquel contribueront James Watson et surtout Francis Crick, avec plusieurs chercheurs internationaux dont le français François Jacob (1920-2013) et qui ne sera vraiment achevé qu'avec l'identification des 64 codons[22] en 1966, date à partir de laquelle il devient enfin possible de passer de la séquence d'un gène (suite ordonnée de paires de bases) à la structure de la protéine correspondante (enchaînement ordonné d'acides aminés) et réciproquement.

Mais pendant encore de nombreuses années, la génétique moléculaire sera de peu de secours à l'étude de la mucoviscidose, au moins tant que le gène responsable ne sera ni localisé ni identifié ou tant que la nature et *a*

[22] Codons : groupes ordonnés de 3 bases parmi les 4 possibles, dont le nombre total est $4^3 = 64$ et dont chacun correspond à un acide aminé ou à un signal de ponctuation : start ou stop

fortiori la structure, le rôle et la localisation de la protéine pour laquelle il code resteront inconnus.

Chapitre 3 :
La naissance difficile de l'espoir

Les organisations

Souvent créées à l'initiative de parents ou de proches de jeunes patients atteints de mucoviscidose, mais rassemblant aussi des soignants et quelques chercheurs, des associations se constituent à partir du milieu de la décennie 1950. Elles se donnent pour missions d'améliorer la qualité et l'espérance de vie des malades, de diffuser l'information sur la mucoviscidose, d'améliorer la qualité des soins et la formation des professionnels de santé, d'aider à développer la recherche. Ces missions évolueront avec le temps et, pour les financer, ces associations vont s'impliquer résolument dans la recherche des fonds nécessaires. Ces organisations vont aussi favoriser le rapprochement et le dialogue entre la communauté scientifique et médicale et les familles des malades, voire même, un peu plus tard, les malades eux-mêmes ; tous unis autour d'un objectif commun : mieux structurer et rendre plus efficace la lutte contre la mucoviscidose.

La première à apparaître, en 1955, est la « US National CF Research Foundation », créée sous l'impulsion de Paul di Sant'Agnese, qui deviendra plus tard la « CF Foundation » (CFF). Elle sera suivie par son équivalent au Canada en 1959 (Canadian CF Foundation) et, au Royaume-Uni en 1964, par la « UK CF Research Foundation Trust », dont la dénomination sera modifiée progressivement pour aboutir en « CF Trust » au cours des années 1980. L'Association française de Lutte contre la Mucoviscidose (AFLM) est créée en 1965 sur le modèle et avec les objectifs des précédentes. Son appellation a le mérite de bien souligner l'objectif d'une « lutte » menée sur tous les fronts, une « guerre tous azimuts » contre la maladie et ses conséquences dévastatrices. Récemment, elle s'est renommée « Vaincre la mucoviscidose » (VLM), terme qui porte l'espoir en évoquant une victoire possible.

Un autre pas est franchi vers une organisation optimale et globale de la prise en charge des patients, avec l'apparition en Amérique du Nord des premiers centres spécialisés (CF centres), à Montréal en 1957, Toronto en 1958 puis Halifax en 1966. Le premier centre spécialisé européen est créé à Copenhague (Danemark) en 1968. Il est resté depuis le seul de ce pays et accueille ainsi la quasi-totalité des patients danois. Plus tard, l'implantation des « CF centres » se fera à des vitesses variables selon les différents pays. Ils resteront peu nombreux au Royaume-Uni avant 1980, relevant d'initiatives et volontés locales comme à Leeds dans le comté du Yorkshire où s'ouvre un « CF service » en 1975. La création officielle de centres spécialisés en France, sous la dénomination de Centres de Ressources et de Compétences pour la Mucoviscidose (CRCM) attendra 2002, même si cela n'avait pas empêché avant cette date les initiatives locales, développées par quelques services hospitaliers de pédiatrie, à Paris et en province, pour offrir aux patients atteints de mucoviscidose un service proche de celui proposé par les centres spécialisés à l'étranger, mais sans moyens spécifiquement dédiés.

La création de ces centres spécialisés répond à un besoin et la demande, formulée avec insistance par les familles de malades et par la petite frange du corps médical qui connaît le mieux la mucoviscidose, d'une stratégie de surveillance et de traitement qui se fonde sur une approche globale des conséquences de la maladie et s'appuie, au fur et à mesure de leur acquisition, sur des connaissances scientifiquement démontrées. Face à la diversité et la complexité des problèmes que crée la mucoviscidose, pour les patients et leurs familles, ces centres spécialisés sont nécessairement conçus sur les principes féconds de la pluridisciplinarité et de la complémentarité des compétences, rassemblant autour des malades et de leurs familles, pédiatres pneumologues, pédiatres nutritionnistes, microbiologistes, diététicien(ne)s, kinésithérapeutes respiratoires, personnels infirmiers, psychologues, etc. Leurs objectifs sont la surveillance étroite de l'évolution de la maladie, la mise en œuvre de protocoles de traitement optimisés et la prévention ; il s'y ajoutera le souci du recueil rigoureux des données, annonçant la création et le développement des registres épidémiologiques régionaux et nationaux, outils qui sont indispensables pour garantir la qualité de l'évaluation *a posteriori* des stratégies de surveillance et de traitement mises en œuvre et pour leur amélioration constante.

Réponse pragmatique, et qui se révèlera efficace, aux difficultés liées à la relative rareté de la mucoviscidose, la création des centres spécialisés se heurtera cependant pendant quelques années au scepticisme, voire à l'hostilité, d'une partie du corps médical pédiatrique qui persistait à penser, bien à tort, que sa formation et ses compétences lui permettaient de prendre en charge correctement cette maladie particulièrement complexe. Cela explique sans doute le retard apporté à la mise en place de ces centres dans plusieurs pays, notamment européens.

La volonté de développer la recherche sur la mucoviscidose et partager ses acquis au niveau national et international se traduit par la création de sociétés savantes dont, en 1959, le Groupe de travail européen sur la mucoviscidose (European Working Group for Cystic Fibrosis : EWGCF), créé sous l'impulsion du pédiatre suisse Ettore Rossi (1915-1999), qui tient son premier congrès à Vienne (Autriche) en 1960. Rebaptisée « European Cystic Fibrosis Society » (ECFS), elle organise chaque année une importante conférence qui attire de nombreux spécialistes venus des deux côtés de l'Atlantique. L'ICFMA, pour International Cystic Fibrosis (Mucoviscidosis) Association voit le jour en 1965 à Paris sous la présidence de Paul di Sant'Agnese. Elle deviendra « CF Worldwide » qui organise un congrès quadri-annuel très fréquenté (NACFC, pour North American Cystic Fibrosis Conference) qui est devenu quasiment incontournable pour celles et ceux qui s'impliquent, souvent avec passion, et au travers de leurs différentes spécialités disciplinaires, dans le combat pour vaincre la mucoviscidose. Aujourd'hui, le Clinical Trial Network (CTN) permet de faciliter l'inclusion de patients dans les nombreux essais cliniques qui se développent, en recensant plus de 30000 patients.

Développement d'une réflexion globale et de nouveaux moyens

Dès 1955, Harry Swachman (1910-1986), pédiatre nutritionniste au Children's Hospital de Boston définit les trois piliers d'une prise en charge moderne de la mucoviscidose : 1) Diagnostic précoce, 2) Traitement précoce et actif de l'infection pulmonaire et 3) Surveillance et maintien de l'état nutritionnel. Malheureusement, à cette époque, il ne s'agit que de propositions visionnaires, car les outils pour les mettre en œuvre manquent cruellement. Le diagnostic demeure essentiellement fondé sur les signes cliniques, il reste donc trop souvent tardif et il n'est pas envisageable, pour des raisons pratiques et financières, de soumettre tous les nourrissons au test de la sueur, seul critère connu de diagnostic biologique. Certes, les antibiotiques commencent à se diversifier avec l'apparition de nouvelles molécules, comme les aminosides tels la tobramycine, mais il n'y a pas le recul suffisant pour évaluer leur efficacité. Enfin, les régimes alimentaires pauvres en graisse usuellement préconisés depuis les recommandations de Dorothy Andersen, s'ils améliorent le confort intestinal, se traduisent par un défaut d'apport énergétique qui ne fait qu'empirer le retard staturo-pondéral des malades et appauvrir leurs défenses immunitaires. Le bénéfice nutritionnel apporté par l'absorption de préparations d'enzymes pancréatiques, à dire vrai peu efficaces, n'est pas encore universellement reconnu.

Les décennies 1950 et 1960 voient cependant plusieurs avancées discrètes avec, notamment l'amélioration et la simplification des tests d'exploration pulmonaire et d'évaluation de la fonction pancréatique. De même, importées du Royaume-Uni, de nouvelles techniques de kinésithérapie respiratoire, tel le drainage autogène[23], mieux adaptées à la rhéologie[24] très particulière des sécrétions pulmonaires dans la mucoviscidose, vont se généraliser et contribuer à développer leur pratique quotidienne comme méthode de prévention des obstructions bronchiques.

Malgré les premières mentions en 1958 de rares patients qui survivent à l'âge adulte [4], le climat général, à la fin des années 1960, au sein des familles frappées par la mucoviscidose, reste marqué par un sentiment dominant d'ignorance et de détresse, non mitigé par la moindre lueur d'espoir ou une avancée palpable et décisive. Il est vrai qu'à cette époque, la nécessité d'une intervention précoce et préventive est loin de faire l'unanimité et la plupart des praticiens préfèrent attendre l'apparition des symptômes pour intervenir, y compris des experts comme Paul di Sant'Agnese.

---

[23] Technique de kinésithérapie respiratoire permettant le désencombrement bronchique par évacuation du mucus

[24] Science du mouvement des liquides élastiques et visqueux

Néanmoins, le début des années 1970 va être marqué, au moins dans une partie du corps médical, par un changement d'attitude assez radical qui vient des centres spécialisés où s'est progressivement accumulée l'expérience de la prise en charge de patients qui sont de plus en plus nombreux et vivent plus longtemps. Cette nouvelle vision moins pessimiste est symbolisée en 1974 par la parution d'un article de Douglas Crozier [5], de la Clinique CF à l'Hôpital des Enfants malades de Toronto, qui frappe les esprits par son titre : « Mucoviscidose – une maladie pas si fatale » (Cystic Fibrosis – a not so fatal disease) et rappelle les fondements d'une prise en charge moderne de la mucoviscidose, en affirmant que le succès dépend d'une évaluation complète de chaque patient et de tentatives continuelles d'obtenir et de maintenir des fonctions physiologiques aussi proches que possible de la normale. L'impulsion est ainsi donnée pour une approche multi-organes et donc pluridisciplinaire. Douglas Crozier dénonce le traditionnel régime pauvre en graisse et préconise un régime normal, et plus appétissant, qui doit malheureusement être accompagné à chaque repas de la prise d'un nombre impressionnant de gélules d'enzymes pancréatiques. Mais les résultats sont là : la plus longue espérance de vie des patients de Toronto, par rapport à celle d'autres centres spécialisés du Canada et des USA, semble bien liée à leur meilleur état nutritionnel.

Plus tard, le lien entre la fonction respiratoire et l'état nutritionnel des patients apparaîtra de plus en plus évident, marquant le succès d'une approche globale.

En 1977, l'apparition d'une nouvelle préparation d'enzymes pancréatiques gastro-résistantes annonce une profonde amélioration de l'état nutritionnel des patients atteints de mucoviscidose. En effet, les enzymes digestives contenues dans les préparations utilisées jusqu'alors étaient pour la plupart détruites pendant leur passage dans l'estomac, par la forte acidité[25] qui y règne, et donc bien avant d'atteindre leur site d'action qui se situe au début de l'intestin grêle. Dans la nouvelle présentation, les enzymes pancréatiques sont enfermées et protégées dans des microsphères dont l'enveloppe résiste à l'acidité et ne sont libérées que dans l'environnement basique[26] du duodénum où elles pourront dégrader les protéines et les graisses absorbées dans le cadre d'un régime au contenu énergétique normal.

Un autre progrès important dans la lutte contre l'infection pulmonaire chronique à *Pseudomonas aeruginosa*, qui affecte gravement le pronostic vital, vient de l'initiative originale du centre spécialisé de Copenhague où l'équipe de Niels Hoiby instaure, dès 1976, chez les patients concernés des cures préventives d'antibiotiques par voie intraveineuse d'une durée de deux semaines, répétées tous les trois mois. Evaluée avec le recul nécessaire, dans les années 1980 et 1990, cette intervention prophylactique verra son efficacité démontrée par une augmentation spectaculaire de l'espérance de vie des patients danois [6].

En contraste avec ces résultats prometteurs issus de la recherche clinique, les progrès scientifiques de la décennie 1970 sont quasiment inexistants. Les recherches intensives menées pour l'identification de molécules spécifiques (CF factors) présentes dans le sérum des malades débouchent toutes sur des impasses et, à l'aube des années 1980, le gène responsable de la mucoviscidose et les mécanismes qui expliquent les conséquences de ses anomalies sont encore des mystères absolus.

Sur le plan du diagnostic, le bénéfice potentiel, plusieurs fois exprimé, d'une intervention précoce suscite le développement d'expériences de dépistage néonatal

[25] Excès d'ions H^+

[26] Contraire d'acide

systématique, basées sur la mesure semi-quantitative d'un excès d'albumine dans le méconium[27] des nouveau-nés (BM test Méconium). Par définition, ce test de dépistage repose sur une évaluation indirecte de l'insuffisance pancréatique exocrine congénitale et il est donc incapable *a priori* de détecter les nouveau-nés atteints dont la fonction pancréatique est suffisante. Mais il présente bien d'autres inconvénients qui conduisent progressivement à l'abandon des diverses expériences : taux excessivement élevés de faux positifs[28], notamment chez les enfants prématurés, et de faux négatifs[29]. Il faut cependant relever l'exception du service spécialisé de Leeds (Yorkshire) qui, de 1975 à 1996, poursuivra son expérience avec un certain succès, probablement imputable au fait que les tests étaient réalisés par un laboratoire central et non, comme ailleurs, au pied du berceau par des personnels de maternité peu formés et débordés de travail.

Les années 1980 : la décennie prodigieuse

Le début de cette période voit se renforcer la conviction du bénéfice apporté par le suivi et le traitement des patients atteints de mucoviscidose au sein des centres pluridisciplinaires spécialisés, plutôt que dans le secteur médical traditionnel. De plus, le développement des registres épidémiologiques locaux et nationaux commence à offrir un puissant outil de comparaison entre les centres qui va permettre progressivement l'amélioration des protocoles de prise en charge mis en œuvre. Ainsi, c'est à partir de la constatation de différences considérables d'espérance moyenne de vie des patients observées dans trois centres des USA (espérances variant de 9 à 23 ans),

[27] Première selle du nouveau-né
[28] Nouveau-nés sains présentant un test anormal
[29] Nouveau-nés atteints de mucoviscidose dont le test est normal

que l'analyse comparative des modalités de suivi et de traitement permet de souligner que ces différences s'expliquent davantage par l'intensité que par la nature des protocoles de soins. Ces résultats vont plaider fortement en faveur d'une plus grande fréquence des visites de surveillance, d'une augmentation de la durée des cures d'antibiothérapie intraveineuse et surtout d'une intervention médicale qui suive d'aussi près que possible le diagnostic de mucoviscidose, sans attendre l'apparition des symptômes. Mais la question de la précocité du diagnostic reste entièrement posée.

Ces données vont entraîner le développement des centres pluridisciplinaires spécialisés en Europe, notamment au Royaume-Uni, mais le système médical français s'y montrera encore réticent pendant de nombreuses années.

Jusqu'au début des années 1980, la primo-infection à *Pseudomonas aeruginosa* était considérée avec fatalisme comme la première étape vers l'inéluctable colonisation chronique qui marque souvent le point de non-retour pour la plupart des malades. C'est pourquoi la démonstration par l'équipe danoise de Niels Hoiby, en 1991, d'une possible éradication précoce de cette bactérie dès sa première apparition constitue une avancée décisive de la recherche clinique [7], qui va permettre, à la fois, de repousser dans le temps cette redoutable infection chronique et diminuer sa prévalence chez les malades suivis dans les centres qui adoptent cette stratégie.

Mais la décennie 1980, au contraire de la précédente, doit surtout être considérée comme remarquable pour des avancées scientifiques majeures qui vont contribuer à modifier en profondeur le contexte de la lutte contre la mucoviscidose et concernent trois domaines : 1) la biologie des transports ioniques de part et d'autre de la surface des organes ouverts sur l'extérieur, 2) la découverte du gène responsable, de sa mutation principale et de la protéine, et

3) le diagnostic précoce par le dépistage néonatal. On réalise dans cette grande avancée combien la Science apporte à cette maladie, mais également combien l'éclaircissement de sa physiopathologie a permis des progrès majeurs dans bien des domaines scientifiques.

1) Anomalies des transports ioniques

La biologie des membranes cellulaires a fait un grand pas en 1972, avec la présentation du modèle dit de la mosaïque fluide par Jonathan Singer et Garth Nicholson. Dans ce modèle, aujourd'hui couramment admis, la structure de la membrane est constituée par une double couche de phospholipides, longues molécules qui comportent une petite extrémité sphérique hydrophile et une double longue « queue » hydrophobe et qui, en présence d'eau, ont la propriété de s'auto-organiser spontanément en formant un double feuillet de telle sorte que les pôles hydrophiles soient à la surface, exposés soit au milieu hydrique extérieur, soit au milieu intérieur, tandis que les queues hydrophobes se rassemblent et se font face à l'intérieur du feuillet. Si une telle bicouche lipidique n'est que très faiblement perméable à l'eau et imperméable aux ions, la membrane cellulaire acquiert une perméabilité sélective grâce à la présence de protéines qui « nagent » au sein de la bicouche en la traversant totalement (protéines intégrales), assurant pour certaines d'entre elles le rôle de transporteur ou de canal ionique. Cet ensemble complexe, constitué d'éléments différents (mosaïque) est en constant mouvement et renouvellement (fluide).

L'épaisseur de la membrane cellulaire est d'environ 7 à 8 nm[30] alors que l'ordre de grandeur de la dimension

[30] Abréviation de nanomètre, soit un milliardième de mètre

cellulaire est de 10 µm[31] ; cela permet de se donner une vision de la cellule qui évoque un ballon de baudruche de quelques dizaines de centimètres de diamètre, délimité par un film élastique de seulement quelques dixièmes de millimètre d'épaisseur.

Les organes ouverts communiquent avec l'extérieur au travers d'une fine couche de cellules jointives qui les délimite, nommée épithélium de surface. Les transports d'eau et d'ions de part et d'autre de cette limite peuvent emprunter deux voies : soit un passage entre les cellules soit, bien plus complexe, un passage qui les traverse de part en part et doit donc franchir successivement deux membranes aux propriétés très différentes. En effet, les cellules épithéliales sont asymétriques et polarisées, avec une face apicale (tournée vers l'extérieur) et une face basale en contact avec l'intérieur de l'organe et, en particulier, sa vascularisation[32]. Les membranes de ces deux faces sont pourvues de systèmes très complexes, mais radicalement différents, de transport des ions. Ces systèmes fonctionnent cependant en synergie pour garantir des compositions ioniques stables des milieux intracellulaire et extracellulaire quels que soient les mouvements d'entrée et de sortie. Cet état stationnaire, sur la base duquel fonctionnent tous les organismes vivants, se caractérise par une inégale répartition des ions, espèces électriquement chargées, entre les différents compartiments liquidiens du milieu intérieur et s'accompagne de différences de potentiel électrique qui peuvent être mesurées, à la fois au niveau transmembranaire et au niveau transépithélial.

En 1981, Michael Knowles et son équipe de l'université de Caroline du Nord démontrent l'existence d'une différence de potentiel électrique anormalement élevée de

---

[31] Abréviation de micromètre ou micron, soit un millionième de mètre
[32] Réseau d'irrigation sanguine

part et d'autre de l'épithélium nasal des sujets atteints de mucoviscidose [8]. L'anomalie bioélectrique de cet épithélium respiratoire facilement accessible sera rapidement confirmée et interprétée comme la conséquence d'une réabsorption massive de l'ion sodium Na^+ et de l'eau, déjà suggérée l'année précédente lors du Congrès International CF tenu à Toronto. Un peu plus tard, l'observation de la même anomalie chez des nouveau-nés atteints de mucoviscidose permet d'accréditer l'idée qu'elle est directement liée au défaut primaire de la maladie et non rattachée à ses effets secondaires. L'identification du défaut primaire de la mucoviscidose comme une anomalie des mouvements ioniques transmembranaires se rapproche enfin.

Deux ans plus tard, en 1983, Paul Quinton [9], chercheur américain lui-même atteint de mucoviscidose, démontre l'imperméabilité de l'épithélium des glandes sudoripares à l'ion chlorure Cl^-, qui permet d'expliquer logiquement l'anomalie de concentration ionique de la sueur observée chez les malades et constitue depuis 30 ans la base du diagnostic biologique de la mucoviscidose.

Ces deux avancées importantes ne laissent dès lors aucun doute sur le fait qu'une altération des transports ioniques membranaires constitue bien le défaut primaire de la maladie. Il reste cependant à identifier le gène responsable.

2) Le gène et la protéine

Dans l'approche classique d'une maladie monogénique[33], l'identification de la protéine impliquée et de ses défauts de séquence en acides aminés permet, à l'aide du code génétique, de déduire la séquence du gène,

[33] Provoquée par l'altération d'un seul gène

sa localisation chromosomique et la nature de ses altérations (mutations). Ce fut par exemple le cas pour la drépanocytose (anémie falciforme), maladie génétique due à la production d'une hémoglobine anormale, l'hémoglobine S, dont le défaut de structure a été identifié dès 1956, permettant de remonter quelques années plus tard au gène impliqué et à la mutation responsable.

Rien de tel pour la mucoviscidose, où la protéine responsable des anomalies de transport ionique constatées reste inconnue. Dans une telle situation, il existe une stratégie alternative, le clonage de position ou génétique inverse, qui est basée sur une suite bien codifiée d'étapes :

- La localisation chromosomique du gène, à l'aide de l'analyse des liaisons génétiques qui sont des associations, non imputables au hasard, entre la présence de la maladie dans une famille et celle de séquences particulières mais sans traduction pathologique qui sont repérées sur l'ADN (marqueurs polymorphes). En effet, une séquence particulière a d'autant plus de chance d'être transmise avec un gène qu'elle se trouve proche de celui-ci dans le génome parental ;

- L'isolement de fragments d'ADN de la région chromosomique concernée et le repérage des séquences à même de constituer des gènes (recherche de gènes candidats) ;

- L'identification du gène responsable dont le séquençage permet de déduire la suite de codons constituant son ARN messager (ARNm) et donc la structure de la protéine pour laquelle il code ;

- Et enfin, la mise en évidence d'au moins une mutation dans ce gène, qui ne doit être présente que dans les familles atteintes par la maladie ; ce qui va constituer la preuve définitive que le gène repéré est bien celui qui était recherché.

Au cours de ce long et patient cheminement, le gène est localisé simultanément par trois équipes, à la fin de 1985, vers le milieu du bras long du chromosome 7 à l'intérieur d'un segment d'ADN comportant encore environ 12 millions de paires de bases (12 Mpb). Un an plus tard, la zone de recherche est réduite à 2 Mpb.

Enfin, en septembre 1989, la revue américaine Science publie simultanément trois articles qui feront date [10 – 12], décrivant l'identification et la structure du gène, la nature de la protéine correspondante et la caractérisation de la principale mutation responsable de la mucoviscidose. Cet aboutissement est le fruit d'une étroite collaboration qui s'est établie dès 1987 entre les équipes de Lap Chee Tsui et John Riordan au Canada et de Francis Collins aux USA.

Le gène ainsi caractérisé est baptisé *CFTR*, pour « Cystic Fibrosis Transmembrane conductance Regulator », et il est très long, s'étendant sur une région génomique de 185000 paires de bases (185 kpb). Il contient 27 exons (régions codantes) séparés par 26 longues séquences non codantes (introns). Son ARN messager comporte plus de 6000 bases et sa localisation tissulaire, démontrée dans les cellules bronchiques, le pancréas, le foie et les glandes sudoripares est évidemment compatible avec les caractéristiques physiopathologiques de la mucoviscidose.

La protéine CFTR est rapidement synthétisée par l'équipe de J. Riordan. Elle est constituée d'une seule chaîne de 1480 acides aminés, avec une masse molaire de 168000 Daltons[34] et sa structure l'apparente assez clairement à une famille de protéines impliquées dans les

[34] Unité de masse molaire équivalente à un gramme par mole (g/mol)

transports membranaires chez différentes espèces vivantes : bactéries, drosophile[35] et mammifères. Elle est constituée de deux domaines de 6 hélices-α, insérées dans la membrane, et de trois domaines intracellulaires : deux domaines de liaison des nucléotides, NBD1 et NBD2 (Nucleotide Binding Domain) et un domaine dit régulateur (domaine R) qui fait son originalité et se situe entre le NBD1 et la seconde série de 6 hélices-α transmembranaires. Les deux extrémités de la protéine CFTR (dites N et C terminales) sont intracellulaires et sa séquence générale d'une extrémité à l'autre peut se résumer à : Extrémité N - Premier domaine transmembranaire – NBD1 – Domaine R – Second domaine transmembranaire – NBD2 – Extrémité C.

Il apparaît rapidement que CFTR est un canal ionique qui permet la sortie de l'ion chlorure Cl^- vers l'extérieur de la cellule, favorisant ainsi la sortie conjointe d'eau et freinant l'entrée de l'ion sodium Na^+. Mais CFTR semble assumer aussi d'autres rôles plus complexes comme, par exemple, la régulation d'autres canaux ioniques membranaires.

Une mutation est retrouvée, en au moins un exemplaire, chez environ 70% des patients atteints de mucoviscidose. Elle est située dans l'exon 10 et correspond à la perte de trois bases successives CTT dans l'ADN, qui se traduit dans la protéine CFTR par la délétion (disparition) de l'acide aminé phénylalanine (F) en position 508. Elle est notée ΔF508, qui deviendra plus tard F508del. La protéine mutante F508del-CFTR ne comporte donc que 1479 acides aminés sur 1480, mais l'absence de la phénylalanine 508 lui provoque un défaut de repliement de sa structure tridimensionnelle (misfolding) qui perturbe gravement l'association du NBD1, dans lequel elle se

[35] Espèce de mouche

situe, avec les domaines transmembranaires, ce qui va déclencher le système de contrôle de qualité dirigé contre les protéines présentant un défaut de repliement. Cela limite le transport à la membrane à seulement 1 à 2%. Cependant, si cette protéine mutante parvient à s'insérer dans la membrane cellulaire, elle s'y révèle un peu fonctionnelle comme canal chlorure. Cette donnée, qui paraît juste « rageante » dans l'immédiat, se révèlera porteuse de grands espoirs thérapeutiques quelques années plus tard.

Au début des années 1990, la période qui suit immédiatement la découverte du gène et de la protéine CFTR est marquée par une phase d'optimisme, presque d'euphorie, qui saisit le milieu scientifique et médical, mais aussi les familles des malades, et qui va conduire à l'avancée de plusieurs supputations qui se révèleront rapidement erronées. Au premier rang de celles-ci, s'est trouvée l'annonce trop prématurée de la mise en œuvre prochaine de la thérapie génique, censée apporter une solution thérapeutique définitive à la mucoviscidose, mais qui va se heurter à de multiples obstacles.

De même, puisqu'une seule mutation, la F508del, était retrouvée chez 70% des malades, on a pensé que seulement quelques autres mutations allaient représenter les 30% restants. Mais il n'en fut rien, puisque plus de 2000 mutations responsables de la mucoviscidose ont été décrites depuis. Plusieurs types de mutations sont rencontrés :

- Délétion d'un acide aminé, avec comme exemple principal F508del,

- Changement d'un acide aminé pour un autre, exemples : G551D, N1303K (mutations « faux sens »)

- Changement d'un codon acide aminé en un codon Stop, exemples : G542X, G553X (mutations « non sens »),

- Micro-insertions ou délétions qui décalent le cadre de lecture de l'ARNm et le rendent illisible, exemple : 1078delT,

- …

Au total, seules 5 mutations dépassent la fréquence de 1% au niveau mondial : F508del, G542X, G551D, N1303K et W1282X. C'est dire que la plupart des 2000 autres mutations sont très rares voire rarissimes. Certaines sont même qualifiées de « privées », car elles n'ont été trouvées que dans une seule famille. La fréquence des diverses mutations présente des variations géographiques, ainsi la F508del montre un gradient décroissant du Nord-Ouest vers le Sud-Est de l'Europe, la répartition des mutations n'est pas la même dans la région des Balkans et dans les pays d'Europe occidentale, etc. Certaines mutations rares présentent des « poches » de fréquence plus élevée, comme par exemple, la mutation G551D dans le Finistère Nord ou la mutation 1078delT le long des côtes du Finistère Sud.

Cette diversité considérable a conduit à proposer une répartition des mutations en 6 classes, en fonction de leur conséquence sur la synthèse, la maturation, le transport et le caractère fonctionnel de la protéine CFTR. Même si certaines mutations peuvent être rattachées à deux classes différentes, cette classification se révèlera utile dans une approche thérapeutique nouvelle :

- Classe I : Formation d'une protéine tronquée et non fonctionnelle, exemples : les mutations à codon Stop comme G542X, W1282X, …

- Classe II : Altération des processus de maturation et de transport intracellulaire, exemple : la mutation principale F508del

- Classe III : Formation d'une protéine normalement localisée dans la membrane cellulaire, mais qui ne fonctionne pas comme canal chlorure (défaut d'ouverture), exemple : G551D,

- Classe IV : Diminution de la conductivité à l'ion chlorure, exemples : R117H, R347P, …

- Classe V : Formation réduite et présence insuffisante au niveau de la membrane,

- Classe VI : Vitesse de dégradation accrue.

Clairement, les mutations de classes I, II et III sont associées à une expression classique (grave) de la mucoviscidose (CF causing mutations), tandis que les classes IV, V et VI correspondent à des formes d'expression moins graves de la maladie dites mineures.

3) Le dépistage néonatal

A la fin des années 1970, le souhait maintes fois exprimé auparavant d'une prise en charge la plus précoce possible des enfants atteints de mucoviscidose n'est toujours pas satisfait et l'âge des malades au moment des premiers bilans et premiers soins reste soumis à celui d'un diagnostic clinique encore trop souvent tardif, malgré des signes d'alerte souvent mal interprétés ou négligés : c'est l'errance diagnostique qui représente une véritable souffrance pour les familles concernées.

Depuis le début des années 1960, le dépistage néonatal systématique, basé sur l'analyse d'échantillons de sang séché sur papier absorbant (Dried blood spot screening) s'est développé, aux USA puis en Europe, sous l'impulsion du pionnier Robert Guthrie (1916-1995), pour le diagnostic et la prise en charge précoces des nouveau-nés atteints de phénylcétonurie (PCU), une maladie génétique rare (un cas pour 15000 naissances) qui, faute d'un traitement diététique instauré dès le plus jeune âge, entraîne une arriération mentale définitive. En 1974, le Canadien Jean Dussault (1941-2003) montre, dans la province du Québec, la possibilité du dépistage néonatal de masse de l'hypothyroïdie congénitale, principale cause hormonale de retard mental (un nouveau-né pour 3000 à 4000), par dosage de la thyroxine[36]. Les mêmes échantillons de sang séché, prélevés en maternité au cours de la première semaine de vie, peuvent être utilisés pour les dépistages de la PCU et de l'hypothyroïdie congénitale.

En France, une nouvelle organisation du dépistage néonatal est mise en place au printemps 1979, pour la recherche systématique de ces deux maladies, sous la houlette de l'Association française pour le Dépistage et la Prévention des Handicaps de l'Enfant (AFDPHE), présidée par le généticien Jean Frézal (1922-2007). La nouvelle organisation s'appuie sur un réseau de 22 laboratoires régionaux.

En mars de la même année, Jeannette Crossley, à Auckland (Nouvelle-Zélande), montre l'élévation de la trypsine[37] immunoréactive (IRT) dans le sang des nouveau-nés atteints de mucoviscidose [13], ainsi que la possibilité de mesurer cet ensemble complexe de molécules apparentées à la trypsine dans le sang séché sur papier filtre. Ces résultats vont susciter dès le début de 1980 le lancement d'expériences locales de dépistage néonatal systématique de la mucoviscidose dans trois villes et leurs régions environnantes, en Australie

---

[36] Hormone thyroïdienne

[37] Enzyme protéolytique spécifique du pancréas

(Sydney), Angleterre (Peterborough) et France (Caen). D'autres expériences les suivront au cours de la décennie, notamment dans le département du Finistère (Brest), en Italie (région de Vérone) et dans les Etats américains du Colorado (Denver) puis du Wisconsin (Madison). Dès le 25 octobre 1980, le premier congrès international consacré à ce nouveau dépistage se tient à Caen, en présence de Jeannette Crossley qui y présente les premiers résultats du dépistage néonatal systématique de la mucoviscidose en Nouvelle-Zélande.

Les trois expériences pionnières parviennent dès 1981 à des conclusions très proches quant aux qualités, limites et stratégie optimale d'utilisation du dosage de l'IRT en vue du dépistage néonatal de la mucoviscidose [14 – 16]. La sensibilité[38] du test est bonne, puisqu'il est positif chez plus de 95% des malades quel que soit le niveau de leur fonction pancréatique exocrine. Par contre, sa spécificité[39] est insuffisante, malgré un chiffre proche de 99,5% qui peut sembler flatteur. Mais, si 0,5% des nouveau-nés, soit un sur 200, ont un test positif, alors que l'incidence de la mucoviscidose n'est que de 1/4000 environ, force est de constater que parmi 20 nouveau-nés dont le taux d'IRT est positif au cours de la première semaine de vie, un seul est vraiment atteint de mucoviscidose, tandis que les 19 autres sont sains (faux positifs). Pour remédier à ce défaut de spécificité, les laboratoires de dépistage néonatal s'appuient alors sur un dosage de contrôle de l'IRT qui est réalisé sur un second prélèvement de sang séché, pratiqué à environ trois semaines de vie pour tous les nouveau-nés dont le taux initial est positif. Le résultat de ce second dosage permet alors assez facilement de distinguer les enfants atteints de mucoviscidose, dont la concentration

[38] Pourcentage des malades qui ont un test positif

[39] Pourcentage des nouveau-nés sains qui ont un test négatif

d'IRT reste élevée à trois semaines (hypertrypsinémie[40] persistante), des enfants sains qui ont, dans la plupart des cas, une concentration devenue normale à cet âge (hypertrypsinémie transitoire). En cas d'hypertrypsinémie persistante, le diagnostic doit être confirmé par au moins deux tests de la sueur positifs.

Cette stratégie, dite « en deux temps », sera utilisée avec succès pendant près de dix années et ses principaux résultats, jugés satisfaisants, sont présentés lors d'un second congrès international tenu à Caen en septembre 1988, soit tout juste un an avant la découverte du gène *CFTR* et de sa mutation principale F508del, suivie rapidement par l'identification d'autres mutations.

Ces avancées de la génétique moléculaire de la mucoviscidose vont modifier considérablement et améliorer la stratégie du dépistage néonatal. Très vite, dès 1990, le second prélèvement sanguin pour contrôler le taux d'IRT à trois semaines est remplacé par une recherche de la mutation F508del, ou d'un panel des mutations les plus fréquemment présentes dans la population dépistée. L'avantage considérable de cette analyse génétique est qu'elle peut être réalisée directement sur l'échantillon de sang séché initial, donc sans nécessité d'un second prélèvement. A l'issue de l'analyse génétique, trois situations peuvent se présenter :

- Deux mutations, identiques (homozygote) ou différentes (hétérozygote composite), du gène *CFTR* sont identifiées et le dépistage devient alors quasiment un diagnostic direct de mucoviscidose sur tache de sang ;

- Une seule mutation est retrouvée et dans ces cas, il peut s'agir soit d'un nouveau-né hétérozygote sain, soit

[40] Elévation de la concentration sanguine de la trypsine immunoréactive

d'un nouveau-né atteint dont la seconde mutation ne figure pas dans le panel recherché. Seule la réalisation du test de la sueur peut alors permettre de trancher entre ces deux hypothèses. Si le nouveau-né se révèle être un hétérozygote sain, l'information et ses implications futures pour l'enfant sont données aux parents lors d'une consultation de conseil génétique ;

- Aucune mutation n'est identifiée, ce qui conduit alors à contrôler le taux de l'IRT à trois semaines de vie, à la recherche d'une hypertrypsinémie persistante. Ce contrôle est utilisé comme un « filet de sécurité » (safety net) pour identifier les malades peu nombreux qui sont porteurs de deux mutations absentes du panel recherché.

A titre d'exemple, si le panel des mutations recherchées couvre 90% des mutations de la population concernée, 81% des nouveau-nés atteints de mucoviscidose ont deux mutations identifiées (diagnostic direct), 18% ont une seule mutation (diagnostic confirmé après test de la sueur) et seulement 1% n'en ont aucune qui puisse être identifiée (diagnostic confirmé à l'issue de tests de la sueur réalisés devant l'observation d'une hypertrypsinémie persistante).

En améliorant la spécificité du dépistage néonatal, la stratégie IRT + ADN se montre supérieure à la stratégie en deux temps IRT + IRT et elle est désormais la plus généralement répandue, mais présente plusieurs variantes qui portent notamment sur la nature et le nombre des mutations recherchées. Sur le plan de l'analyse génétique, plusieurs améliorations possibles sont en cours d'évaluation, dont le séquençage à haut débit (NGS pour Next Generation Sequencing). Cette dernière stratégie est néanmoins associée à la découverte de nombreux variants dont on ne connait pas le caractère pathogène. La quantité considérable de cas non classés pose un problème médical de prise en charge, mais également d'ordre éthique.

Depuis 1980, l'intérêt pour la mucoviscidose s'est progressivement développé au sein de plusieurs équipes pédiatriques hospitalières, notamment celles qui se trouvent dans les régions où le dépistage néonatal s'est implanté. Là, les pédiatres se trouvent confrontés à un défi, celui qui les amène désormais à prendre en charge un nourrisson atteint de mucoviscidose, mais le plus souvent asymptomatique, afin de le préserver le plus longtemps possible des graves problèmes nutritionnels et des lésions pulmonaires irréversibles qui le menacent. Cette approche nouvelle, qui conduit à une réflexion sur une stratégie optimisée de prise en charge précoce, s'inscrit dans une démarche positive de prévention, là où auparavant il s'agissait trop souvent de s'occuper, sans beaucoup d'espoir de succès, d'un enfant atteint de mucoviscidose qui avait déjà franchi le point de non-retour.

Contre le scepticisme exprimé encore par une partie du corps médical, plutôt attirée vers la vieille attitude de résignation, sur les bénéfices d'une prise en charge précoce et intensive de la mucoviscidose, des études cliniques commencent à montrer le bénéfice apporté par le dépistage néonatal sur le plan de l'état nutritionnel. Mais aussi que cette amélioration de la croissance staturo-pondérale des patients dépistés à la naissance s'accompagne d'un ralentissement de la dégradation de leur fonction respiratoire.

Cependant, dans le contexte d'une époque marquée par l'exigence d'une « médecine par la preuve », le dépistage néonatal de la mucoviscidose peine toujours à démontrer son intérêt sur la base d'arguments purement biostatistiques, d'ailleurs quasiment impossibles à rassembler dans un laps de temps raisonnable.

En septembre 1998, se tient un troisième congrès international à Caen, au cours duquel sont présentés des résultats très convaincants sur l'efficacité des stratégies de dépistage IRT + ADN, et, avec un recul suffisant, sur les bénéfices cliniques apportés par la prise en charge médicale très précoce des patients atteints de mucoviscidose. L'américain Philip Farrell (Madison, Wisconsin) y formule ouvertement l'argument de la « charge de la preuve » qui va renverser les rôles entre partisans et opposants du dépistage néonatal de la mucoviscidose : « The burden of proof is now on those who are against neonatal screening for cystic fibrosis » (La charge de la preuve repose désormais sur ceux qui sont contre le dépistage néonatal de la mucoviscidose).

Cette déclaration solennelle, appuyée par des résultats scientifiques convaincants, fut suivie d'un silence total et définitif, qui ouvrait enfin la voie à une généralisation du dépistage néonatal, au terme d'une lutte obstinée de ses partisans les plus convaincus qui aura duré près de vingt ans.

Peu après ce renversement du rapport de forces, la France devient le premier grand pays occidental à se doter d'un programme national de dépistage néonatal de la mucoviscidose qui vient ainsi s'ajouter à la courte liste des trois maladies qui y font déjà l'objet d'un dépistage systématique : phénylcétonurie (PCU), hypothyroïdie congénitale (HC) et hyperplasie congénitale des surrénales (HCS). La Caisse Nationale d'Assurance Maladie (CNAM) donne son accord de financement en décembre 2000 et le contenu détaillé du programme est discuté au sein de l'AFDPHE au cours de l'année 2001. Le dépistage néonatal « officiel » de la mucoviscidose débute en janvier 2002 dans quatre régions, dont évidemment la Bretagne et la Normandie qui le pratiquaient déjà depuis de nombreuses années dans le cadre d'initiatives régionales ; la couverture complète du territoire national devient effective au second trimestre 2003. La stratégie retenue est du type IRT + ADN, avec, pour l'analyse génétique, un système qui permet la recherche simultanée d'un panel de 30 mutations (CF30), nombre qui sera ramené à 29 (CF29), à partir du 1er janvier 2015, avec la suppression de la mutation R117H, jugée, mais pas unanimement, plus gênante qu'utile.

Fort judicieusement, la mise en place du dépistage néonatal en France s'accompagne de celle d'une quarantaine de Centres de Ressources et de Compétences pour la Mucoviscidose (CRCM), centres pluridisciplinaires spécialisés, répartis sur l'ensemble du territoire national et dont les missions principales sont la confirmation du diagnostic, notamment par le test de la sueur, à l'issue d'un dépistage néonatal positif, l'évaluation clinique initiale, la surveillance étroite des patients et la mise en œuvre d'une stratégie optimale de soins pour chaque malade. Cette mesure permet à la France de combler le retard qu'elle avait pris sur les autres grands pays occidentaux en matière de recours aux centres pluridisciplinaires spécialisés pour la mucoviscidose.

Au niveau international, la généralisation du dépistage néonatal de la mucoviscidose, basé sur plusieurs variantes de la stratégie française, fait un effet de « boule de neige » au cours de la première décennie du 21e siècle. L'expérience accumulée devient considérable et justifie *a posteriori* la nécessité du diagnostic précoce fondé sur le dépistage néonatal.

Mais si le dépistage est désormais jugé nécessaire, il n'est pas pour autant suffisant car, s'il diffère dans le temps l'apparition des problèmes, il ne les fait pas disparaître à lui tout seul. La période qui suit sa mise en place devra donc être celle de la recherche d'outils thérapeutiques nouveaux.

Il est à noter que le développement et l'accélération de la recherche sur la mucoviscidose vont contribuer fortement à l'acquisition de nouvelles connaissances, dont profitent désormais de larges domaines de la biologie et de la médecine : physiopathologie cellulaire, génétique, environnement microbiologique…

Chapitre 4 : Traitements spécifiques du défaut primaire

Les limites des traitements conventionnels

L'adoption rapide du dépistage néonatal systématique dans de très nombreux pays développés (Union européenne, Amérique du Nord), à partir du début du 21e siècle, permet enfin de répondre positivement au souci du diagnostic et de la prise en charge précoces pour l'immense majorité des nouveau-nés atteints de mucoviscidose. Mais le développement du dépistage néonatal, considéré dorénavant comme une nécessité, pose en même temps la question cruciale du contenu de la prise en charge médicale et de la nature des traitements qui vont être proposés aux malades, de la petite enfance jusqu'à l'âge adulte, que la majorité d'entre eux atteint désormais.

En effet, les traitements conventionnels de la mucoviscidose jusqu'alors mis en œuvre reposent depuis quelques décennies sur trois piliers :

- Le maintien du meilleur état nutritionnel possible, notamment grâce à l'administration de préparations efficaces d'enzymes pancréatiques gastro-résistantes ;

- L'antibiothérapie à visée pulmonaire qui, parfois, montre ses limites devant l'apparition de bactéries pathogènes multi-résistantes aux antibiotiques et n'est pas dénuée d'effets secondaires indésirables ;

- La kinésithérapie (physiothérapie) respiratoire quotidienne, qui peut être aidée par des traitements mucolytiques et fluidifiants efficaces, visant à dégager les bronches du mucus épais qui les obstrue et dont l'accumulation favorise le développement des infections.

En dernière extrémité, quand tout a été tenté, il ne reste plus, comme ultime recours, que la greffe pulmonaire ou greffe cœur-poumon ou foie-poumon. Selon le Registre français de la Mucoviscidose daté de 2017 (www.registredelamuco.org), plus de 1500 patients ont été greffés depuis 1992. Dans l'immense majorité des cas, il s'est agi de transplantations pulmonaires. Malheureusement, ce même registre ne recense que 865 patients vivants dont la moyenne d'âge est de 35 ans.

Il est intéressant de constater que l'âge médian au moment du diagnostic des patients transplantés est de 5 mois, contre 2 mois pour l'ensemble des patients. Cette observation constitue évidemment un argument supplémentaire en faveur de la recherche d'un diagnostic le plus précoce possible.

Si les traitements conventionnels ont depuis longtemps démontré leur efficacité en permettant, fort heureusement, un allongement progressif et assez spectaculaire de l'espérance moyenne de vie des patients, ils ont en commun de ne s'attaquer qu'aux symptômes de la maladie, c'est à dire à ses conséquences, et pas à la cause primaire de leur apparition. De plus, ils constituent une prise en charge particulièrement contraignante, lourde et pénible, mais aussi coûteuse et très consommatrice de temps (environ deux heures par jour) qui altère fortement la qualité de vie des patients et de leurs familles.

Une approche thérapeutique nouvelle apparaît donc nécessaire, que les connaissances acquises depuis 1990 sur la biologie de la protéine CFTR permettent désormais d'envisager. Le changement de paradigme qui s'opère au début du 21e siècle consiste ainsi à tenter de corriger l'origine de la panne plutôt qu'à contenir et limiter ses conséquences. En d'autres termes : s'attacher à corriger le défaut primaire, en définissant des approches thérapeutiques spécifiques des différentes classes de mutations du gène *CFTR* et de leur répercussion sur la protéine. Car, même si grâce aux traitements conventionnels les enfants atteints de mucoviscidose présentent un état de santé correct pendant leurs plus jeunes années, il est acquis que les anomalies liées à l'expression du défaut primaire sont bien présentes dès les premières semaines de la vie.

Le défaut primaire et la panne de l'escalator mucociliaire

Le rôle principal de la protéine CFTR, normalement localisée à la membrane apicale des cellules épithéliales, est de constituer un canal ionique spécifique qui permet la sortie conjointe de l'anion chlorure Cl^- et de l'eau vers l'extérieur, c'est-à-dire le liquide de surface. Comme tout canal (ou toute porte), il a deux configurations possibles : ouvert ou fermé. Le rapport entre la durée pendant laquelle il est ouvert sur la durée totale d'une période donnée caractérise sa probabilité d'ouverture.

Le liquide qui recouvre la surface des cellules épithéliales est formé de deux couches superposées : une phase aqueuse[41] très fluide et, au-dessus, une couche visqueuse de mucus dans laquelle viennent se « piéger » les microparticules étrangères, telles que poussières, bactéries, virus et champignons.

Les cellules épithéliales pulmonaires sont ciliées, c'est-à-dire équipées de cils vibratiles animés d'un mouvement incessant et coordonné au sein de la couche aqueuse fluide. Normalement, les cils en extension « accrochent »

[41] Constituée d'eau et d'ions

par le dessous la couche visqueuse de mucus et la dirigent vers le haut de l'arbre respiratoire (vers la sortie). Les cils reviennent ensuite vers le bas en position de flexion pour éviter d'entraîner le mucus dans le mouvement inverse, puis reprennent, en extension, leur mouvement ascendant. Ainsi remontée en continu, la couche de mucus finit par être éliminée par la déglutition, avec les éléments étrangers qu'elle porte. C'est l'escalator mucociliaire, plus scientifiquement dénommé clairance mucociliaire.

Pour assurer le bon fonctionnement de ce processus d'épuration indispensable, l'épaisseur – et donc le volume – de la couche aqueuse fluide est cruciale. En effet, si elle est trop épaisse (hyperhydratation), les cils épithéliaux sont trop courts pour « accrocher » le dessous de la couche muco-visqueuse et battent « dans le vide ». A l'inverse, et c'est ce qui est observé dans la mucoviscidose, si la couche fluide est déshydratée en raison du défaut de sortie de Cl^- et de l'eau, les cils se retrouvent véritablement englués dans la couche visqueuse où leur mouvement coordonné d'entraînement ascendant est aboli. Il en résulte une stagnation et une accumulation progressive du mucus qui vont contribuer à une obstruction bronchique. En outre, l'anomalie d'hydratation s'accompagne d'une baisse du pH (acidification) qui entraîne une diminution du pouvoir bactéricide du liquide de surface. Ceci est associé à une inflammation, d'origine encore mal comprise, qui induit un remaniement et une dégradation du tissu pulmonaire. Il est fondamental de considérer que ces phénomènes sont présents dès les premières semaines de la vie, même s'ils ne s'accompagnent pas forcément, à cette période, de symptômes visibles.

Corriger le défaut primaire

Comme on le sait depuis 1989, c'est évidemment l'absence au niveau de la membrane apicale des cellules épithéliales d'un canal CFTR fonctionnel qui constitue le défaut primaire de la mucoviscidose, perturbant la sortie de l'ion chlorure et provocant la diminution de volume et d'épaisseur de la phase aqueuse dans laquelle évoluent normalement les cils vibratiles de la surface épithéliale.

La restitution, même partielle, d'une activité canal chlorure de la protéine CFTR constitue donc une stratégie thérapeutique innovante.

Or, malgré l'enthousiasme manifesté au début des années 1990, l'espérance placée dans un développement rapide de la thérapie génique, dont le principe qui paraît simple vise à remplacer un gène muté par un gène sain, se heurte à des difficultés de mise en œuvre et paraît donc encore loin d'être satisfaite. De même, le recours envisagé à des cellules souches humaines, susceptibles d'être transformées en cellules épithéliales, ne semble pas encore près d'aboutir à des résultats positifs. Dans un cas comme dans l'autre, des études se poursuivent au sein de plusieurs équipes de grande qualité et nul ne peut ni ne doit désespérer de leur aboutissement.

L'approche pharmacogénétique

La piste la plus prometteuse actuellement semble bien être une voie pharmacologique qui s'appuie sur l'utilisation de plusieurs petites molécules capables de moduler le canal CFTR et son fonctionnement en agissant à différents niveaux, qui vont de sa synthèse à la régulation de son ouverture, en passant par son transport intracellulaire vers la membrane, son abondance et sa stabilité à la membrane apicale des cellules épithéliales. Plusieurs de ces molécules modulatrices des canaux CFTR mutants ont été sélectionnées, parmi des centaines de milliers qui sont conservées dans des chimiothèques[42], par des techniques automatisées de criblage à haut débit, sur la base de leur capacité à activer un transport membranaire d'anions dans un système biologique simple.

L'approche pharmacologique est génétiquement ciblée (pharmacogénétique), dans la mesure où elle s'appuie sur la répartition en six classes des très nombreuses mutations rencontrées, en fonction de la répercussion qu'elles induisent sur la biologie du CFTR. Elle est basée sur l'hypothèse qu'une restauration même partielle du mouvement de sortie de l'ion chlorure, au niveau de seulement 15 à 30% de l'activité du CFTR normal, peut se révéler suffisante pour bloquer la cascade d'évènements qui aboutit plus ou moins rapidement à la création inexorable de lésions pulmonaires irréversibles.

Les mutations de classe I et II s'accompagnent de l'absence de canal CFTR à la membrane, par défaut de synthèse dans le premier cas et par défaut de maturation et de transport intracellulaire dans le second. Par contre, les mutations de classes III à VI se caractérisent par la présence à la membrane d'un CFTR qui est non fonctionnel (classe III), ou qui présente une conductance[43] membranaire pour l'ion Cl^- trop faible (classe IV), une densité de présence insuffisante (classe V), ou enfin une destruction trop rapide (classe VI). A chacune des classes de mutations devra donc s'appliquer un choix différent de molécules modulatrices, sachant que certaines mutations présentent des caractéristiques qui les rattachent à deux classes distinctes, comme c'est le cas notamment pour F508del, considérée comme une mutation de classe II,

---

[42] Collections de molécules conservées et répertoriées, en vue d'études ultérieures

[43] Grandeur électrique (inverse de la résistance) qui mesure la facilité de transport d'un ion

mais qui présente aussi des particularités propres à la classe III lorsque le canal mutant F508del-CFTR parvient à se localiser dans la membrane.

Ces approches pharmacogénétiques sont ainsi définies en fonction de l'objectif à atteindre selon les différentes classes de mutations visées :

- Permettre la translecture, c'est-à-dire d'ignorer (de « sauter ») le codon Stop prématuré (noté X), qui caractérise toutes les mutations de classe I (Y122X, G542X, W1282X, etc.) pour aboutir à la synthèse d'une protéine CFTR entière qui pourra ensuite se placer dans la membrane et s'y montrer fonctionnelle ;

- Favoriser la maturation intracellulaire et le transport vers la membrane d'un CFTR mutant de classe II qui présente un défaut de repliement (misfolding), comme c'est le cas avec la mutation F508del ;

- Augmenter la probabilité d'ouverture d'un canal CFTR mutant de classe III qui est bien localisé dans la membrane mais présente un défaut de régulation (G551D, mais aussi d'autres dont F508del) ;

- Stimuler la conductance chlorure des CFTR mutants de classe IV ;

- Augmenter la densité de présence à la membrane apicale des canaux de classe V ;

- Prévenir le renouvellement accéléré des canaux de classe VI en augmentant leur stabilité.

Pour chacun des objectifs précédents, après la phase préalable de tri des molécules potentiellement actives par la technologie de criblage à haut débit, celles qui sont retenues font alors l'objet d'études poussées en laboratoire, sur des modèles cellulaires (*in vitro*) et/ou des modèles animaux (*in vivo*). Les molécules qui, au terme de ces études expérimentales, semblent présenter une efficacité intéressante pour l'objectif visé sont ensuite utilisées lors d'essais cliniques menés chez des patients atteints de mucoviscidose, qui sont choisis en fonction de la classe d'appartenance des mutations dont ils sont porteurs.

Quelques molécules ont déjà suivi ce cheminement, qui peut prendre plusieurs années, et ont produit des résultats très encourageants, voire spectaculaires, qui ont conduit, notamment aux USA et en Europe, sous certaines conditions, à des autorisations de mise sur le marché.

Des résultats positifs pour les mutations de classe III

S'agissant des mutations de classe I (Y122X, G542X, W1282X…), quelques molécules qui avaient donné des résultats encourageants au niveau des études expérimentales en laboratoire, se sont montrées décevantes au cours des essais cliniques.

C'est incontestablement avec les mutations de classe III, dont la plus fréquente est G551D, qu'est apportée la preuve de l'efficacité clinique de la modulation pharmacologique d'un canal CFTR mutant présent à la membrane apicale. L'ivacaftor, molécule, dite « potentiatrice », d'abord connue sous le nom de code VX-770, a permis, au cours de deux essais cliniques réalisés sur un an chez des patients porteurs d'au moins une copie de la mutation G551D, d'obtenir des résultats particulièrement probants. Le premier de ces essais a concerné un groupe de patients âgés de plus de 12 ans ; le second des malades plus jeunes, dans la tranche de 6 à 11 ans. Les deux essais ont abouti à des résultats identiques qu'il n'est pas abusif de qualifier de spectaculaires [17 – 18].

Parmi ceux-ci, encore inimaginable il y a quelques années, figure une diminution importante de la concentration du chlorure sudoral, aboutissant chez une majorité de malades à une normalisation du test de la sueur qui est observée au bout de seulement deux semaines de traitement et se maintient ensuite. Elle témoigne de la restauration d'un flux normal de chlorure. Sur le plan clinique, on observe le rétablissement de la clairance mucociliaire (réparation de l'escalator en panne), une amélioration substantielle de la fonction respiratoire, de l'ordre de 10% dès 15 jours de traitement, et une diminution du risque d'exacerbations pulmonaires. Enfin, une augmentation de la masse corporelle témoigne de l'amélioration de l'état nutritionnel.

Le prolongement du traitement par ivacaftor jusqu'à 96 semaines confirme le maintien de ces résultats chez les patients âgés de 6 ans et plus. Y compris chez les patients les moins symptomatiques, ce qui démasque une maladie silencieuse. La tolérance au traitement est bonne et les effets secondaires indésirables observés portent essentiellement sur la perturbation, parfois temporaire, de certains paramètres reflétant la fonction hépatique.

Ces résultats très positifs ont encouragé le développement d'autres essais cliniques de l'ivacaftor chez des patients plus jeunes (2 à 5 ans). D'une durée initiale de 24 semaines, prolongée ensuite à 84 semaines, ces essais ont abouti aux mêmes résultats que les précédents sans que soient notés d'autres effets secondaires ou de tolérance au traitement. Par contre, grâce à l'introduction fort opportune de marqueurs de la fonction pancréatique exocrine dans leur procédure d'évaluation, ces essais ont permis de révéler un effet aussi surprenant que positif du traitement par l'ivacaftor : l'évidence que le pancréas n'était pas complètement détruit, contrairement au dogme ancien et couramment admis d'une destruction précoce et irréversible du pancréas exocrine. En effet, une augmentation nette du taux de l'élastase[44] fécale qui est observée, témoigne de la restauration de la fonction pancréatique. Ce phénomène explique probablement pour une grande part l'amélioration de l'état nutritionnel observée sous ivacaftor [19].

En 2019, une étude à plus long terme (4 à 5 ans), réalisée à partir des registres épidémiologiques du Royaume-Uni et des USA, clôturée en 2016 et portant sur l'évaluation de très nombreux patients traités par ivacaftor depuis sa mise à disposition (2012 aux USA et 2013 au RU), a confirmé les observations des études antérieures. Les patients traités ont été comparés à des malades non traités de même âge, de même sexe et même niveau de gravité. Cette comparaison a montré, en faveur des patients traités, une meilleure fonction pulmonaire, un meilleur état nutritionnel, une évolution plus favorable par rapport au risque de développement d'un diabète et de survenue d'infection pulmonaire (notamment à *Pseudomonas aeruginosa*), et enfin une diminution de la fréquence des hospitalisations.

Cependant, les commentaires sur ces beaux résultats restent prudents, préférant évoquer un ralentissement net de la progression de la mucoviscidose, sans employer le terme de guérison.

Récemment, une étude sur un modèle animal de furet porteur de la mutation G551D a montré que le traitement *in utero* des fœtus, par l'administration orale aux femelles gestantes, est associé à l'absence d'expression de la maladie pulmonaire, pancréatique, diabétique et hépatique, tant que le petit est traité. Par contre, si le traitement est interrompu à l'âge adulte, les furets développent progressivement la maladie. Ces thérapies sont donc en train de bouleverser la stratégie de prise en charge de la

---

[44] Enzyme spécifiquement produite par le pancréas exocrine

mucoviscidose, en permettant d'envisager que leur début précoce pourrait empêcher l'expression de la maladie. Naturellement, ceci ne pourra se concevoir que si le traitement est bien toléré et que ses effets ne s'estompent pas avec le temps. Seules des études au long cours permettront de répondre à ces questions.

La bithérapie

Les succès rencontrés dans la correction du défaut primaire associé aux mutations de classe III restent cependant d'une portée limitée étant donné la rareté de celles-ci. La plus fréquente d'entre elles est la G551D qui ne représente que 1 à 2% de l'ensemble des mutations au niveau mondial et 5 à 6% dans les populations d'origine celte (Bretagne ouest et Pays de Galles). En bref, le nombre de malades atteints de mucoviscidose qui peuvent bénéficier directement d'un traitement par l'ivacaftor reste faible.

C'est pourquoi, dans la perspective d'un traitement curatif de la mucoviscidose basé sur la pharmacogénétique et pouvant concerner un plus grand nombre de malades, la mutation de classe II F508del revêt une importance particulière, puisque, représentant à elle seule 70% de l'ensemble des mutations au niveau mondial, elle est de très loin la plus fréquente, et environ la moitié des malades sont des homozygotes F508del.

Comme déjà mentionné plus haut, la protéine mutante F508del-CFTR, en raison de l'absence de la phénylalanine 508, présente un défaut de repliement (misfolding) qui entraîne une rétention intracellulaire prolongée et finalement sa destruction par les systèmes de contrôle de qualité de la cellule, avant de pouvoir parvenir à s'insérer dans la membrane. Cependant, une fois localisé au pôle apical de la cellule, ce CFTR mutant présente une faible activité de canal chlorure, caractérisée par une probabilité d'ouverture non nulle mais insuffisante. En d'autres termes, si F508del est bien une mutation de classe II, quand la protéine qui en résulte parvient à la membrane, elle devient une mutation de classe III.

Le lumacaftor (code VX-809) est une molécule, dite « correctrice », capable de faciliter le transport du canal mutant F508del-CFTR vers la membrane cellulaire et donc d'y augmenter sa densité de présence. Cependant, utilisé seul au cours d'essais cliniques réalisés avec des patients adultes homozygotes F508del, le lumacaftor n'a montré qu'une faible diminution de la concentration du chlorure sudoral, mais aucune amélioration de la fonction pulmonaire ni des autres critères de l'évaluation clinique.

Le fait important que le canal mutant F508del-CFTR puisse être stimulé une fois qu'il a pu parvenir à s'insérer dans la membrane a logiquement conduit à définir une double approche thérapeutique (bithérapie) associant le potentiateur ivacaftor et le correcteur lumacaftor pour le traitement des patients homozygotes pour la mutation F508del.

Des essais cliniques menés chez des patients homozygotes F508del âgés de plus de 12 ans, puis dans un groupe de patients plus jeunes (6 à 11 ans), ont permis de confirmer la bonne tolérance et l'innocuité de la bithérapie et d'obtenir des résultats cliniques encourageants : amélioration de la fonction respiratoire, mais à un degré bien moindre que l'ivacaftor pour les mutations de classe III (inférieur à 5%), gain de poids, diminution du risque d'exacerbations pulmonaires, diminution significative de la concentration du chlorure sudoral et amélioration de la qualité de vie [20 – 21].

Aucune de ces améliorations n'a pu être observée lors d'un essai mené chez des patients hétérozygotes composites porteurs d'une copie de F508del et d'une mutation de classe I. L'espoir pour ce type de patients se place dans la découverte de molécules modulatrices de nouvelle génération. Plusieurs de ces nouvelles molécules sont déjà en cours d'évaluation et il est très probable que l'avenir de l'approche pharmacogénétique en vue de parvenir enfin à des traitements curatifs de la mucoviscidose sera dans des trithérapies déjà en cours d'étude, voire des multithérapies.

Des résultats particulièrement encourageants de deux essais cliniques d'une trithérapie associant le potentiateur ivacaftor à deux nouveaux correcteurs, elexacaftor (VX-445) et tezacaftor (VX-661) ont été rendus publics en 2019.

Le premier de ces essais a porté sur 107 patients homozygotes pour la mutation F508del, âgés de plus de 12 ans, comparés à des patients du même âge placés sous bithérapie tezacaftor/ivacaftor. Il a démontré une amélioration significative de la fonction respiratoire, mesurée par un gain de 10% du VEMS[45], associée à une diminution du taux de chlorure sudoral.

Le second a concerné 403 patients âgés de 12 ans et plus, porteurs d'une copie de la mutation F508del et d'une mutation différente de classe I, II ou III, comparés à des patients de même âge recevant trois placebos. Des gains de 13,8 et 14,3% de la valeur du VEMS ont été observés après respectivement 4 et 24 semaines de traitement, ainsi que des baisses significatives du taux de chlorure sudoral et du nombre d'exacerbations pulmonaires.

Dans les deux études, la tolérance au traitement a été bonne et, au terme de leur participation, tous les patients

[45] Volume Expiratoire Maximal par Seconde : paramètre d'évaluation de la fonction respiratoire

impliqués se sont vu proposer soit la poursuite, soit l'initiation du traitement par cette trithérapie.

Bien entendu, d'autres études cliniques seront encore nécessaires pour faire la preuve de l'efficacité et de la bonne tolérance de cette trithérapie sur des patients d'âge inférieur. Mais l'espoir est bien là.

Cependant, il convient de rappeler ici que si l'espoir généré par tous ces nouveaux traitements paraît aujourd'hui fondé et réaliste, aucun d'entre eux ne pourra jamais réparer des lésions anatomiques irréversibles et, à l'inverse, qu'ils seront d'autant plus efficaces qu'ils pourront être proposés, en toute innocuité, à de très jeunes patients atteints de mucoviscidose, avant même l'apparition des premiers symptômes, si discrets soient-ils. C'est dans cet objectif que la nécessité du dépistage néonatal systématique prend toute sa signification.

Autres approches envisagées

Le dépistage néonatal de la mucoviscidose offre en outre une opportunité pour la mise en place très précoce d'une surveillance microbiologique des patients. Les découvertes récentes sur le microbiote[46] pulmonaire ouvrent la voie pour définir de nouveaux modes de traitement.

Contrairement à une affirmation longtemps enseignée en médecine, un poumon sain n'est pas un poumon stérile. La maturation du microbiote pulmonaire intervient dans les 2 à 3 premières semaines de la vie (2 à 3 ans pour le microbiote intestinal). Il se caractérise par sa très grande biodiversité, considérée aujourd'hui comme un marqueur d'une bonne santé pulmonaire. Les pathologies

[46] Ensemble des microorganismes qui vivent dans un environnement spécifique (intestin, poumon…)

respiratoires chroniques à composante inflammatoire, telles que l'asthme et la mucoviscidose, sont marquées par une diminution de cette biodiversité. Dans la mucoviscidose, la très grande densité bactérienne favorise la dysbiose[47] pulmonaire, et l'augmentation des bactéries pathogènes se fait au détriment des populations de bactéries utiles et importantes pour le poumon. La reprogrammation du microbiote pulmonaire pourrait ainsi constituer une voie thérapeutique nouvelle, à condition que l'intervention puisse être opérée suffisamment tôt, c'est-à-dire avant que le déséquilibre du microbiote ne soit trop important. De plus, le microbiote intestinal pourrait avoir un pouvoir prédictif dans la mucoviscidose, car des variations au niveau pulmonaire peuvent être anticipées en analysant les variations au niveau digestif (axe poumon – intestin). Ces démarches s'inscrivent dans le cadre de la médecine « 4 P » : prédictive, préventive, personnalisée, participative. Un 5e « P » pour précision pourrait s'y ajouter.

---

[47] Perturbation du microbiote

Chapitre 5 : Eléments de démographie

Les données qui suivent sont extraites de l'édition 2017 du Registre Français de la Mucoviscidose (téléchargeable sur www.registredelamuco.org) produit sous la responsabilité de l'association Vaincre la Mucoviscidose (VLM) et de l'Institut national d'études démographiques (Ined). Elles sont destinées à montrer quelques facettes de ce qu'est aujourd'hui la réalité de la mucoviscidose en France, tout en soulignant les évolutions, positives pour la plupart, observées au cours des 25 dernières années ou de la dernière décennie.

Le registre 2017 recense 7114 malades, dont 56 %[48] sont des adultes (patients âgés de 18 ans et plus) et 44 % des enfants. En 1992, ces proportions étaient respectivement de 18 et 82 %. La proportion des patients adultes a donc plus que triplé en 25 ans et, depuis 2013, leur nombre est supérieur à celui des enfants. De même, entre 2007 et 2017, la proportion des malades âgés de plus de 40 ans est passée de 4 à 12 %.

L'âge moyen est aujourd'hui de 22,3 ans, en progression de 5 ans sur la dernière décennie ; l'âge médian[49] est de 20,3 ans. Les malades les plus jeunes ont un mois et le plus âgé a 85 ans. Les femmes sont sous-représentées (48 %), ce qui témoigne d'un pronostic vital plus défavorable que celui des hommes, mais cette différence semble s'estomper progressivement.

[48] Pour simplifier, les données en pourcentage sont arrondies à l'unité la plus proche

[49] Âge qui sépare la population en deux groupes de même effectif

Le taux de survie à 25 ans dans la cohorte des patients nés pendant la période 1992-96 est de 87%, contre 96 % pour la cohorte née ensuite entre 1997 et 2001, c'est-à-dire avant la généralisation du dépistage néonatal et l'apparition des thérapies pharmacogénétiques. Cette différence entre les deux groupes est statistiquement très significative.

Les patients sont suivis dans 47 CRCM qui maillent le territoire national, dont 17 sont exclusivement pédiatriques, 14 uniquement adultes et 16 mixtes.

Sur le plan social, 39 % des femmes et 47 % des hommes âgé(e)s de 18 à 65 ans exercent une activité professionnelle ; il faut noter que 49 femmes et 193 hommes travaillent dans les domaines agricole, de l'artisanat ou ouvrier. Pour l'anecdote, 63 patients sont retraités.

Dans la tranche d'âge 18 – 25 ans, 55 % des hommes et des femmes suivent des études supérieures (BTS, Université ou Grandes Ecoles).

Parmi les patients adultes, 50 % des hommes et 59 % des femmes vivent en couple, et, respectivement, 27 et 22 % vivent seuls.

Depuis 2006, 558 débuts de grossesse ont été notés chez des patientes atteintes de mucoviscidose, qui ont abouti à 416 naissances. De même, en 2017, 24 hommes atteints de mucoviscidose, pourtant considérés comme stériles, ont pu, grâce à l'aide médicale à la procréation, accéder à la paternité.

Depuis 2015, en France, l'estimation de l'espérance moyenne de vie à la naissance des patients atteints de mucoviscidose a franchi la barre des 50 ans, en l'état actuel des traitements et donc sans présager des progrès qui sont encore à venir.

Devant le constat de ces progrès encourageants, et pour certains encore inespérés il y a dix ans, il faut souligner l'importance du rôle joué par les associations de lutte contre la mucoviscidose et par les patients eux-mêmes, aujourd'hui majoritairement adultes.

Les associations, en particulier en France Vaincre la Mucoviscidose et Gregory Le Marchal, contribuent fortement, par leur soutien financier, à la recherche et à l'amélioration des soins dans les CRCM qui manquent de moyens et de personnels soignants.

Les patients contribuent aussi à de formidables progrès, en étant partie prenante dans les débats sur l'amélioration des soins et en participant aux essais cliniques.

Conclusion

L'histoire, toujours en marche, ne connaît jamais de conclusion. Par contre, si nous savons les regarder, elle nous offre de précieuses leçons pour nous aider à préparer au mieux sa propre suite : l'avenir.

L'histoire de la mucoviscidose n'échappe pas à cette règle, et il s'en dégage quelques principes forts qui doivent continuer, aujourd'hui et demain, à guider celles et ceux qui, suivant souvent leur passion, dans leurs laboratoires, leurs services hospitaliers, souvent les deux, constituent une communauté internationale informelle (The « CF community »), unie et bien résolue à vaincre un jour la mucoviscidose. Cette communauté est aujourd'hui ouverte sur celle des familles touchées et des malades qui sont désormais, pour la majorité d'entre eux, des adultes.

Le premier de ces principes est sans doute de ne jamais céder au désespoir, au découragement et à l'abandon devant une maladie grave, complexe, rare et non contagieuse ; c'est-à-dire une maladie qui ne constitue pas une réelle menace sanitaire pour notre société, mais constitue la préoccupation quotidienne de quelques milliers de familles et d'individus dans notre pays. Que serait-il advenu, en effet, de la lutte contre la mucoviscidose sans la détermination des rares pionniers qui, dans les années 1950, ont refusé de baisser les bras devant les difficultés et ont ainsi contribué, 20 ans plus tard, au tournant positif vers la recherche d'une stratégie globale de prise en charge des malades ?

Un second principe, qui peut sembler à première vue être l'inverse du précédent, est de ne pas céder à l'euphorie et à l'extrapolation hasardeuse devant une avancée, quelle qu'elle soit, en gardant simplement présent à l'esprit que le chemin qui reste à parcourir sera probablement semé d'embûches. Il doit en être ainsi, pour éviter de créer de faux espoirs au sein de la communauté, à la fois forte et fragile, des familles et des malades.

Une autre leçon importante qui nous vient de l'histoire récente de la mucoviscidose est celle de la nécessaire et fructueuse liberté d'initiative, qui n'existe évidemment pas sans les moyens de l'exercer, en matière de recherche et de développement. Il s'agit, en d'autres termes, du respect et de la reconnaissance de l'intime conviction que peuvent avoir acquis, par leur expérience notamment, des acteurs de la recherche. Si la preuve médicale de l'intérêt de toute innovation en matière de Santé est bien sûr une nécessité, elle ne saurait constituer systématiquement un préalable obligatoire à sa mise en œuvre, pour peu que celle-ci respecte les principes incontournables d'innocuité et d'acceptabilité. Sur ce point, l'exemple du dépistage néonatal systématique de la mucoviscidose est très révélateur.

En effet, les pionniers des premières expériences, ne disposant *a priori* d'aucune preuve médicale tangible, se fondaient sur leur intime conviction que le diagnostic précoce ne pouvait qu'apporter, sans nuire, un bénéfice aux patients. Il leur était évidemment impossible d'anticiper l'ampleur de ce bénéfice intuitivement supposé et il leur fallait, au passage, refuser de respecter l'une des dix conditions, datant il est vrai de 1968 et jamais révisées, qui déterminent le choix, au niveau international, des maladies susceptibles d'être dépistées à la naissance dans le cadre d'un programme de Santé publique : l'existence d'un traitement simple et définitivement efficace, condition évidemment non remplie au début des années 1980 et même encore aujourd'hui. Aucune de ces expériences pilotes, prise isolément, n'était en mesure de démontrer, sur des bases épidémiologiques et bio-statistiques irréfutables, l'ampleur, la nature et les limites du bénéfice ainsi apporté aux patients par le diagnostic précoce enfin généralisé.

Finalement, après 20 ans de controverses et de débats animés, les décisions d'extension du dépistage néonatal de la mucoviscidose ont fini par être prises au début du 21e siècle à partir d'un faisceau d'indications positives et convergentes, mais dont aucune ne constituait à elle seule une preuve scientifiquement démontrée. Ce n'est que le développement rapide du dépistage néonatal, au cours de la première décennie de ce siècle, qui a permis, par l'accumulation des expériences, de confirmer le bien-fondé de la démarche et prévenir toute éventualité d'un retour en arrière.

Au passage, sans en être le seul catalyseur, la généralisation du diagnostic précoce à l'échelle mondiale a changé les modes de prise en charge des patients et renforcé la prise de conscience de la nécessité du développement d'approches thérapeutiques innovantes capables de relever le défi de la correction du défaut primaire de la mucoviscidose, en intervenant dès le plus jeune âge possible, c'est-à-dire à un stade où les lésions pulmonaires sont encore absentes ou, à défaut, restent réversibles.

Une autre leçon à tirer, s'il en est encore besoin, des progrès enregistrés au cours des 50 dernières années, est la puissance et l'efficacité d'une approche globale et pluridisciplinaire, que ce soit au niveau de la recherche ou à celui de la prise en charge des malades au quotidien. Les progrès sont souvent à trouver dans les zones de frottement entre les différentes disciplines, cette remarque incluant évidemment les Sciences Humaines et Sociales.

Enfin, cette histoire souligne bien le côté obsolète de la hiérarchisation (réversible selon le discours), parfois encore utilisée à tort entre recherche fondamentale et recherche appliquée. La recherche est un continuum qui va des indispensables études fondamentales à l'application au service de l'humain ; aucune approche n'est plus noble qu'une autre, tant qu'elle est utile.

Sans être encore parvenus au bout du chemin, que nous aurons peut-être le bonheur de voir un jour, nous commençons à observer grâce à l'approche pharmaco-génétique des résultats particulièrement encourageants et porteurs d'espoir. Mais cette voie thérapeutique n'est pas la seule envisageable. Ne faisons pas de pronostics inutiles sur la distance qui nous sépare du but, mais ayons confiance dans le progrès, même s'il ne nous paraît jamais assez rapide.

Références bibliographiques

[1]. Andersen DH. Cystic fibrosis of the pancreas and its relation to celiac disease : a clinical and pathological study. Am J Dis Child 1938; 56:344-399.

[2]. AndersenDH, Hodges RC. Celiac syndrome V. Genetics of cystic fibrosis of the pancreas with consideration of the etiology. Am J Dis Child 1946; 72:62-80.

[3]. Di Sant'Agnese PA, Darling RC, Perera GA, Shea E. Abnormal electrolyte composition of the sweat in cystic fibrosis: Clinical significance and relationship to the disease. Pediatrics 1953; 12: 549-563.

[4] Shwachman H, Kulczycki LL. Long-term study of 105 cystic fibrosis patients. Am J Dis Child 1958; 96:6-15.

[5]. Crozier DN. Cystic fibrosis: a not so fatal disease. Pediatr Clin North Am 1974; 21:935-948.

[6]. Szaff M, Hoiby N, Flensborg EW. Frequent antibiotic therapy improves survival of cystic fibrosis patients with chronic *Pseudomonas aeruginosa* infection. Acta Paediatr Scand 1983; 72:651-657.

[7]. Valerius NH, Koch C, Hoiby N. Prevention of chronic *Pseudomonas aeruginosa* infection in cystic fibrosis by early treatment. Lancet 1991; 338:725-726.

[8]. Knowles MR, Gatzy JT, Boucher RC. Increased bioelectric potential difference across respiratory epithelia in cystic fibrosis. N Eng J Med 1981; 305:1489-1495.

[9]. Quinton PM. Chloride impermeability in cystic fibrosis. Nature 1983; 301:421-422.

[10]. Rommens JM, Iannuzzi MC, Kerem B-S, Alon M, Rozmahel R, Grzelczak Z et al. Identification of the cystic fibrosis gene: chromosome walking and jumping. Science 1989; 245:1059-1065.

[11]. Riordan JR, Rommens JM, Kerem B-S, Alon M, Rozmahel R, Grzelczak Z et al. Identification of the cystic fibrosis gene: cloning and characterization of the complementary DNA. Science 1989; 245:1066-1073.

[12]. Kerem B-S, Rommens JM, Buchanan JA, Markiewicz D, Cox TK, Chakkravarti A et al. Identification of the cystic fibrosis gene: genetic analysis. Science 1989; 245:1073-1080.

[13]. Crossley JR, Elliott RB, Smith PA. Dried blood spot screening for cystic fibrosis in the newborn. Lancet 1979; i:472-474.

[14]. Heeley AF, Heeley ME, King DN, Kuzemko JA, Walsh MP. Screening for cystic fibrosis by dried blood spot trypsin assay. Arch Dis Child 1982; 57:18-21.

[15]. Wilcken B, Brown AR, Urwin R, Brown DA. Cystic fibrosis screening by dried blood spot trypsin assay: Results in 75,000 newborn infants. J Pediatr 1983; 102:383-387.

[16]. Travert G, Duhamel JF. Dépistage néonatal systématique de la mucoviscidose par dosage de la trypsine immunoréactive sanguine. Bilan de 80000 tests. Arch Fr Pédiatr 1983 ; 40 :295-298.

[17]. Ramsey BW, Davies J, McElvaney NG, Tullis E, Bell SC, Drevinek P, et al. A CFTR potentiator in patients with cystic fibrosis and the G551D mutation. N Eng J Med 2011; 365:1663-1672.

[18]. Davies JC, Wainwright CE, Canny GJ, Chilvers MA, Howenstine MS, Munck A, et al. Efficacy and safety of Ivacaftor in patients aged 6 to 11 years with cystic

fibrosis with a G551D mutation. Am J Resp Crit Care Med 2013; 187:1219-1225.

[19]. Davies JC, Cunningham S, Harris WT, Lapey A, Regelmann WE, Sawicki GS, et al. Safety, pharmacokinetics and pharmacodynamics of Ivacaftor in patients aged 2-5 years with cystic fibrosis and a CFTR gating mutation (KIWI) : an open-label, single-arm study. Lancet Resp Med 2016; 4:107-115.

(20]. Wainwright CE, Elborn JS, Ramsey BW, Marigowda G, Huang X, Cipolli M, et al. Lumacaftor – Ivacaftor in patients with cystic fibrosis homozygous for the Phe508del CFTR. N Eng J Med 2015; 373:220-231.

[21]. Milla CE, Ratjen F, Marigowda G, Liu F, Waltz D, Rosenfeld M. Lumacaftor/Ivacaftor in patients aged 6 – 11 years with cystic fibrosis and homozygous for F508del - CFTR. Am J Resp Crit Med 2017; 195:912-920.

Remerciements

Pour leurs encouragements, leurs conseils pertinents et leur relecture attentive et minutieuse, je tiens à remercier sincèrement les Professeurs Isabelle Sermet-Gaudelus et Geneviève Héry-Arnaud, en les assurant de mon admiration pour la passion et les compétences qu'elles mettent dans leur beau travail au service de la lutte contre la mucoviscidose.

Sans oublier mes filles, Carine et Nathalie, dont le soutien constant et l'intérêt pour ce travail m'ont été précieux.

Table des matières

HISTOIRE DE LA MÉDECINE AUX ÉDITIONS L'HARMATTAN

Dernières parutions

ART DENTAIRE EN PRÉHISTOIRE
Mathilde Longueville
Des cavités dentaires vieilles de 14 000 ans, d'autres âgées de 6 500 ans où les archéologues ont retrouvé des traces de cire d'abeille en guise de plombages ou encore le plus vieil implant dentaire dont les origines remontent à 7 000 ans. Des découvertes faites par les chercheurs sur des sites disséminés, qui démontrent que les problèmes dentaires existent depuis des millénaires et que l'Homme a tenté de les traiter. Mathilde Longueville nous révèle un pan de vie insoupçonné de l'Homme préhistorique: une alimentation générant des pathologies bucco-dentaires ayant créé le besoin chez notre ancêtre de les soigner. Xavier Riaud
(Coll. Médecine à travers les siècles, 120 p., 17 euros)
ISBN : 978-2-343-13351-5, EAN EBOOK : 9782140120626

UN ORDRE POUR LES CHIRURGIENS-DENTISTES EN FRANCE
24 septembre 1945
Maxime Cournault
L'Ordre des chirurgiens-dentistes a été créé par le général de Gaulle en 1945. Il y a bien eu une section dentaire du Conseil national de l'Ordre des médecins fondée par le maréchal Pétain et le gouvernement de Vichy alors que la France est occupée par les Allemands. Si on doit à la section dentaire le code de déontologie et l'entraide confraternelle aux victimes et prisonniers de guerre, sa mission première a été d'éradiquer les juifs de la profession dentaire. Cette structure sera annulée après la guerre par le général de Gaulle lui-même sur décret. Les deux institutions restent différentes par leurs actions et leurs missions respectives, même si on ne peut oublier les enseignements de l'histoire qui doivent participer au devoir de mémoire et servir comme garant d'une institution ordinale contemporaine.
(Coll. Médecine à travers les siècles, 176 p., 18,5 euros)
ISBN : 978-2-343-16078-8, EAN EBOOK : 9782140116063

LA NEUROCHIRURGIE EN AUVERGNE
Quarante années fondatrices (1953-1993)
Jacques Chabannes
Préface de François Resche
A partir de 1950 la neurochirurgie connait un véritable essor et s'organise au sein des structures hospitalières des grandes villes. Jacques Chabannes nous présente la période fondatrice de la neurochirurgie à Clermont-Ferrand, ainsi que ses principaux acteurs. Un témoignage unique puisque l'auteur a rencontré ces premiers neurochirurgiens, a été formé par eux et à contribué lui-même à l'essor de cette spécialité, tant sur le plan national qu'international.
(Coll. Médecine à travers les siècles, 124 p., 14 euros)
ISBN : 978-2-343-14768-0, EAN EBOOK : 9782140087899

LA MÉDECINE TRADITIONNELLE À MADAGASCAR

Pierrette Ravaonirina Mbola Morel
Préface de Louis Mansaré Marikandia

La médecine traditionnelle dispose d'un environnement magique et fascinant, relaté dans cet ouvrage à travers de multiples expériences de terrain, incluant sources orales et iconographie. Le lecteur est invité à découvrir les méthodes employées par les tradipraticiens, dont le but commun est de faire découvrir la santé à leurs semblables. Il est question ici d'interroger le rôle et le devenir de cette pratique en tant que système de soins dans le cadre d'une multithérapie, pour donner aux patients le choix d'une rencontre entre tradition et modernité.

(504 p., 45 euros)
ISBN : 978-2-343-12728-6, EAN EBOOK : 9782140045561

MEDIATOR

Et si ce n'était qu'une question de poids ?

Gilbert Kirkorian

Le chlorhydrate de benfluorex est commercialisé en France à partir de 1976 sous le nom de Mediator. L'assurance maladie estime que, de 1976 à 2009, plus de 5 millions de personnes en ont consommé en France. A partir de 2003, plusieurs publications attirent l'attention sur de possibles effets nocifs cardiaques et vasculaires pulmonaires. En conséquence, les autorités françaises de santé décidèrent de suspendre l'autorisation de mise sur le marché avec effet au 30 novembre 2009. Cette décision était-elle fondée ? Reposait-elle sur des données fiables ? C'est pour répondre à ces questions que Gilbert Kirkorian a entrepris de reprendre intégralement le dossier.

(Coll. Ethique et pratique médicale, 214 p., 22,5 euros)
ISBN : 978-2-343-18557-6, EAN EBOOK : 9782140131431

PAROLES D'EXCLUS

Handicap, combien au bord du chemin ?

Frédérique Meunier
Préface de Charles Gardou

Des milliers de personnes porteuses de handicap sont exclues de la société française. Quelles alternatives ont-elles pour avancer ? Y a-t-il des solutions pour qu'elles soient enfin respectées et acceptées ? Seize récits de vie mettent en évidence l'invisibilité de ces personnes au sein de la société. En regard de ces témoignages, des professionnels de la santé, de l'éducation, du secteur associatif ou de la politique livrent leurs réflexions, expériences, analyses et éclairages pour que ces situations ne soient plus une fatalité.

(278 p., 25 euros)
ISBN : 978-2-343-17782-3, EAN EBOOK : 9782140129544

LA PRISE DE DÉCISION MÉDICALE

Un art ou une science ?

Essai

Jean-Yves De la Caffinière
Préface de Jean-Philippe Rennard

Par le pragmatisme et l'humanité qui la caractérisent, la démarche médicale est un modèle de réflexion pour comprendre les mécanismes qui président à la prise de décision. Pour y parvenir, l'auteur convoque d'abord les principaux penseurs qui ont fait avancer la notion de libre arbitre. En entreprise, les prises de décisions complexes sont confrontées aux mêmes incertitudes qu'en médecine. Bien que les enjeux soient diamétralement opposés : produit marchand en entreprise, soins en médecine, les outils pour atténuer l'imprécision sont les mêmes.

(Coll. Ethique et pratique médicale, 130 p., 14,5 euros)

ISBN : 978-2-343-18024-3, EAN EBOOK : 9782140129483

UN SI BEAU MÉTIER

Les professionnels de la naissance au risque de la mort périnatale

Claudine Schalck

Préface de Dominique Lhuilier

La naissance suscite, d'abord, l'image d'un événement heureux. Si fréquente, autrefois, la mort périnatale, celle de l'enfant attendu, s'est vue refoulée, avec les progrès de la médecine et, plus encore, celle de la mère. Avec ce livre, l'histoire de ce refoulement est montrée de manière très documentée, à travers les contextes historiques et sociologiques de la constitution des métiers de sage-femme et d'obstétricien(ne), ainsi que la division du travail entre le normal et le pathologique, dominée par l'idéologie du risque. Alors que la venue de l'enfant est attendue, ensemble, par les parents et les soignants, la mort demeure. De manière inattendue ou anticipée, telle pour l'interruption médicale de grossesse (IMG), elle confronte les soignants à un lot d'épreuves et de doutes qui se mesure tout autant à la détresse des parents.

(220 p., 19 euros)

ISBN : 978-2-343-18109-7, EAN EBOOK : 9782140128394

PRATIQUE DE LA MÉDECINE TRADITIONNELLE ET CHANGEMENTS CLIMATIQUES AU CAMEROUN

Conséquences sur les soins à base de plantes médicinales, 1924-2017

Jeannot Mve Belinga

Préface de Paul Abouna

Selon l'OMS, 80 % des Africains recourent pour leurs besoins de santé à la médecine traditionnelle. Malheureusement, les matières premières médicinales sont détruites par les effets néfastes des changements climatiques. Cet ouvrage propose de montrer les rapports entre la pratique de la médecine traditionnelle et l'environnement puis de présenter les conséquences terribles du changement climatique sur les soins à base de plantes médicinales au Cameroun.

(Coll. Emergences africaines, 300 p., 30 euros)

ISBN : 978-2-343-17528-7, EAN EBOOK : 9782140126338

ENTRE VIEILLESSE ET DÉPENDANCE PSYCHIQUE

Evelyne Nicaise

Cet ouvrage est une chronique. C'est la chronique pendant huit mois de la "vie ordinaire" des neuf personnes âgées qui résident dans le petit domicile collectif Habitat-Plus "Les Rhapsodies". Cette structure, unique en France, est située dans la région lyonnaise. Elle accueille des personnes âgées qui sont atteintes de pathologies démentielles (maladie d'Alzheimer ou maladies apparentées) et psychiatriques. Elle a été écrite à partir de notes prises parfois au jour le jour afin de restituer fidèlement les échanges qui ont eu lieu durant ces huit mois (de janvier à août 2017) entre les neufs résidents et avec l'ensemble des intervenants (auxiliaires de vie, infirmières, médecins, responsable...).

(280 p., 28 euros)

ISBN : 978-2-343-17104-3, EAN EBOOK : 9782140125065

LE CÔTÉ OBSCUR DE LA MÉDECINE

Mauvais médecins et médecins mauvais, de l'Antiquité à nos jours

SOFIANE BOUHDIBA

Le médecin est en principe porteur d'un savoir qui lui donne de grandes responsabilités, et en premier lieu celle de guérir ses semblables. Seul hic, peut-être : le savoir ne suffisant pas toujours, le médecin peut-être tenté de recourir à des pratiques déviantes, faisant fi du principe hippocratique Primum non nocere. Le médecin peut nuire, assurément. Et ce sont précisément ces nuisances que Sofiane Bouhddiba propose d'examiner dans ce livre, ce qui l'amène à une subtile distinction entre le mauvais médecin et le médecin mauvais.

(Coll. Acteurs de la Science, 222 p., 22,5 euros)

ISBN : 978-2-343-17818-9, EAN EBOOK : 9782140125027

MAUX ET REMÈDES

Epistémologie du traitement médical

Kamel Bouraoui

Il s'agit d'une introduction épistémologique au traitement médical, essayant de montrer à la lumière des concepts philosophiques, biologiques et scientifiques actuels, les limites de ce traitement du point de vue mécaniste sur lequel sont fondées les bases physiopathologiques des prescriptions et stochastique, synonyme d'aléatoire, évaluant les traitements par une approche empirique. Ces limites traduisent en fait celles de la connaissance humaine. En tenant compte de ces données, la notion d'EBM ou médecine factuelle, ainsi que la notion de preuve scientifique de l'efficacité d'un remède ont été discutées.

(Coll. Acteurs de la Science, 280 p., 28 euros)

ISBN : 978-2-343-16368-0, EAN EBOOK : 9782140124549

POUR OU CONTRE L'EUTHANASIE ?

Mémoire d'un débat jamais soldé

Olivier Nkulu Kabamba

Dans une démarche qu'il considère comme un exercice académique, l'auteur revisite les arguments qui, dans l'histoire récente, ont meublé le débat sur l'euthanasie, c'est-à-dire : d'une part, les argument avancés par les partisans de l'euthanasie qui soutienent et militent pour sa légitimation légale et sociale et, d'autre part, les arguments développés par les opposants à l'euthanasie qui font valoir que celle-ci doit rester interdite par la loi dans la pratique de la médecine. Pourquoi l'euthanasie fait-elle débat et pourquoi continue-t-elle encore à faire débat ?

(112 p., 13 euros)

ISBN : 978-2-343-17616-1, EAN EBOOK : 9782140123863

Structures éditoriales du groupe L'Harmattan

L'Harmattan Italie
Via degli Artisti, 15
10124 Torino
harmattan.italia@gmail.com

L'Harmattan Hongrie
Kossuth l. u. 14-16.
1053 Budapest
harmattan@harmattan.hu

L'Harmattan Sénégal
10 VDN en face Mermoz
BP 45034 Dakar-Fann
senharmattan@gmail.com

L'Harmattan Cameroun
TSINGA/FECAFOOT
BP 11486 Yaoundé
inkoukam@gmail.com

L'Harmattan Burkina Faso
Achille Somé – tengnule@hotmail.fr

L'Harmattan Guinée
Almamya, rue KA 028 OKB Agency
BP 3470 Conakry
harmattanguinee@yahoo.fr

L'Harmattan RDC
185, avenue Nyangwe
Commune de Lingwala – Kinshasa
matangilamusadila@yahoo.fr

L'Harmattan Congo
67, boulevard Denis-Sassou-N'Guesso
BP 2874 Brazzaville
harmattan.congo@yahoo.fr

L'Harmattan Mali
Sirakoro-Meguetana V31
Bamako
syllaka@yahoo.fr

L'Harmattan Togo
Djidjole – Lomé
Maison Amela
face EPP BATOME
ddamela@aol.com

L'Harmattan Côte d'Ivoire
Résidence Karl – Cité des Arts
Abidjan-Cocody
03 BP 1588 Abidjan
espace_harmattan.ci@hotmail.fr

L'Harmattan Algérie
22, rue Moulay-Mohamed
31000 Oran
info2@harmattan-algerie.com

L'Harmattan Maroc
5, rue Ferrane-Kouicha, Talaâ-Elkbira
Chrableyine, Fès-Médine
30000 Fès
harmattan.maroc@gmail.com

Nos librairies en France

Librairie internationale
16, rue des Écoles – 75005 Paris
librairie.internationale@harmattan.fr
01 40 46 79 11
www.librairieharmattan.com

Librairie l'Espace Harmattan
21 bis, rue des Écoles – 75005 Paris
librairie.espace@harmattan.fr
01 43 29 49 42

Lib. sciences humaines & histoire
21, rue des Écoles – 75005 Paris
librairie.sh@harmattan.fr
01 46 34 13 71
www.librairieharmattansh.com

Lib. Méditerranée & Moyen-Orient
7, rue des Carmes – 75005 Paris
librairie.mediterranee@harmattan.fr
01 43 29 71 15

Librairie Le Lucernaire
53, rue Notre-Dame-des-Champs – 75006 Paris
librairie@lucernaire.fr
01 42 22 67 13

www.ingramcontent.com/pod-product-compliance
Lightning Source LLC
LaVergne TN
LVHW051409061026
849535LV00009B/3446
* 9 7 8 2 3 4 3 1 8 7 8 7 7 *